健康中国
"我"行动

癌症防治
科普丛书

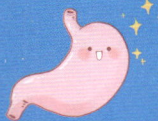

胃癌

健康中国行动推进委员会办公室 指　　导
中国抗癌协会　白求恩公益基金会 组织编写
丛书主编　支修益　刘友良

健康中国 "我" 行动

癌症防治科普丛书

胃癌

主　编
田艳涛　徐惠绵

副主编
徐　泉　李　凯　陈小兵　邓靖宇　和　芳

编者（按姓氏笔画排序）

万丽娟	王　也	王　勇	王　鹏	王　慧	王世洋	王昕宇	王建正
王炳智	邓靖宇	卢一鸣	田艳涛	师稳再	朱　志	任宝清	刘　勇
刘晓旭	李　凯	李　洋	李维坤	杨　娣	张红梅	陈　爽	陈小兵
邵欣欣	金　鹏	郑　晨	赵　瑞	胡海涛	聂彩云	贾适恒	徐　泉
徐惠绵	唐　源	黄宝俊	康文哲	梁为添	彭文静	熊建平	薛丽燕

人民卫生出版社
·北京·

图书在版编目（CIP）数据

胃癌 / 田艳涛，徐惠绵主编 . —北京：人民卫生
出版社，2023.4

（健康中国"我"行动　癌症防治科普丛书）

ISBN 978-7-117-34192-9

Ⅰ.①胃⋯　Ⅱ.①田⋯　②徐⋯　Ⅲ.①胃癌 – 防治 –
普及读物　Ⅳ.① R735.2-49

中国版本图书馆 CIP 数据核字（2022）第 252981 号

人卫智网	www.ipmph.com	医学教育、学术、考试、健康， 购书智慧智能综合服务平台
人卫官网	www.pmph.com	人卫官方资讯发布平台

健康中国"我"行动　癌症防治科普丛书
胃癌
Jiankang Zhongguo "Wo" Xingdong
Aizheng Fangzhi Kepu Congshu
Wei'ai

主　　编：田艳涛　　徐惠绵
出版发行：人民卫生出版社（中继线 010-59780011）
地　　址：北京市朝阳区潘家园南里 19 号
邮　　编：100021
E - mail：pmph @ pmph.com
购书热线：010-59787592　010-59787584　010-65264830
印　　刷：北京顶佳世纪印刷有限公司
经　　销：新华书店
开　　本：889×1194　1/32　　印张：5.5
字　　数：128 千字
版　　次：2023 年 4 月第 1 版
印　　次：2023 年 4 月第 1 次印刷
标准书号：ISBN 978-7-117-34192-9
定　　价：39.80 元

癌症给国家、患者及其家庭带来了沉重的压力和负担，癌症防治已成为全球亟待解决的公共卫生问题。开展防癌抗癌的科学普及工作，让癌症防治知识进入千家万户，对增强公众防癌抗癌的信心具有重要意义。

凝聚社会力量，助力健康中国行动，以科普为抓手，以图书为媒介，加强全媒体传播，发挥医学专家的主力军作用，提高人民群众对癌症防治的认知，人人行动起来，将对防癌抗癌工作产生实际效果。

《健康中国"我"行动 癌症防治科普丛书》（以下简称《丛书》）出版发行，旨在响应健康中国号召，推进健康中国癌症防控行动。

《丛书》由健康中国行动推进委员会办公室指导，中国抗癌协会、白求恩公益基金会组织临床一线专家编写,人民卫生出版社出版发行,具有科学性、权威性、指导性;内容从"防、筛、诊、治、康"5个方面,对核心知识点进行解读,图文并茂,通俗易懂,具有科普性和实用性。图书出版后,还将以图书为媒介进行线上、线下科普讲座及义诊活动,进行立体传播,具有广泛性和深入性。

期望《丛书》的顺利出版发行,对提升公众和癌症患者防癌抗癌的知识和能力有所帮助。感谢编写团队的辛勤耕耘,共同推进健康中国建设!

毛群安

2023 年 4 月

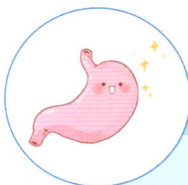

面对肿瘤,想必大多数人是恐惧的,并且会经常出现这样的想法——为何我的运气这么不好?为何患病的偏偏是我?

民众恐惧肿瘤由来已久,做好肿瘤防治科普工作对形成健康生活理念有重要意义。由于民众缺乏肿瘤防治科普知识,大多抱有侥幸心理,祈祷疾病不要降落己身,并出于无知和恐惧对医院望而却步,错过定期检查带来的及时诊断与治疗,这些现象的根源在于民众对肿瘤防治认识的不健全。

据国内、国外相关研究发现,30% 的肿瘤能够通过健康科普宣传获得有效防控,对预防肿瘤发生、降低发病率和死亡率、提高病患生存质量具有重要作用。而对于恶性肿瘤患者,肿瘤防治科普工作则有着更为重要的现实意义。这类疾病不易根治,且患者易遭受较大的病痛折磨,甚至危及生命,通过尽早发现和及时治疗,才能避免因错过治疗时机而造成不可挽回的严重后果。

肿瘤防治,科普先行。科学严谨、紧跟前沿、知识准确、通俗易懂是民众对健康科普的需求。

随着医学水平的不断提升,我国肿瘤治疗工作已取得重大成效。肿瘤防治工作不仅需要医疗工作者的努力,民众对肿瘤的清晰认知和社会支持同样重要,可比肩于各种医学技术。通过肿瘤科普工作,可使民众不断提高防癌意识,提前知晓肿瘤发病诱因,从而打消顾虑,正确面对肿瘤类疾病。强调肿瘤防治工作在现实社会环境和医疗案例中的意义,能够更好地促进民众养成健康生活方式,及时参与早诊早治,降低肿瘤的发病率和死亡率。

"肿瘤科普"需要久久为功,肿瘤防治科普工作肩负着健康知识传播的重担。只有具备正确的防治意识,保持积极、主动的态度,保持良好的精神状态,努力配合医生诊治,及时采取早预防、早干预的措施,才是避免和延缓肿瘤发生的有效手段。

作为我国肿瘤学领域历史最久、规模最大、水平最高的国家一级协会，中国抗癌协会开展肿瘤科普工作已达三十余年，特别是最近五年，重点完成了"建大军、开大会、写大书、办大刊、立大规、开大讲"的工作，其间贡献了很多科普宣传的精品丛书。2022年，《中国肿瘤整合诊治指南（CACA）》的发布带来了重大反响，这是首部中国整合诊治指南，具有划时代的意义，不再"拿来主义"，独具中国特色。今年，《中国肿瘤整合诊治技术指南（CACA）》共60个分册相继出版，将继续改变中国目前肿瘤治疗格局，甚至影响到世界，以整合医学理念强调"MDT to HIM"，即组建多学科整合诊治团队，制订个体化整合诊治方案，并最终实现最优化的整合诊治效果。中国人要有自己的指南，"CACA指南"将与"NCCN指南""ESMO指南"形成三足鼎立，优势互补、并驾齐驱。

此次出版的《健康中国"我"行动 癌症防治科普丛书》以"CACA指南"为依据，围绕"防、筛、诊、治、康"5个方面进行编撰，丛书中各种肿瘤的相关知识点，可满足公众日益增长的科普需求，让肿瘤科普知识更广泛、更有效地传播。

　　本书凝聚了多位临床一线知名专家的智慧和心血,让公众对肿瘤有了全面的了解和正确的认知,识瘤、辨瘤,理性对待,不盲目恐慌,充分激发科普宣传的主动性和创造性,真正造福广大民众。认知是防控肿瘤的基础,通过本套丛书,能够帮助民众清晰认识自身的变化,掌握肿瘤防治的实用小知识,而不是陷于自怨自艾中。

　　在此感谢所有参与编写的专家、出版发行机构为增强民众防治肿瘤的信心作出的努力,为国家的健康事业作出的贡献!

中国抗癌协会理事长　樊代明
2023 年 4 月

>>> 编者按

《健康中国"我"行动 癌症防治科普丛书》（以下简称"《丛书》"）就要和公众见面了！

《丛书》积极响应健康中国战略号召，把癌症防治科普图书的出版与相关知识的传播纳入健康中国行动中来。旨在提高全民健康素养，让公众科学防癌、科学治癌，以书为媒，真正让癌症防治知识走进千家万户。

《丛书》由健康中国行动推进委员会办公室指导，具有权威性；中国抗癌协会组织专家编写，保证科学性；白求恩公益基金会搭建传播平台体现公益性；内容以癌症防治科普核心知识点解读为主，具有实用性；版面设计图文并茂、通俗易懂，视频增值服务可进行延伸阅读。让百姓能够看得懂、学得会、用得上、离不开。

《丛书》的编创、出版、传播是一项系统性工程。以图书为媒介,融合新媒体形式,线上、线下立体传播。《丛书》编委会还将组建专家巡讲团,深入医院、社区、乡镇进行宣讲义诊,送医、赠书、送健康。

癌症防控,人人有责!

期望广大医务工作者及爱心人士指导参与,让我们共同行动起来!

《丛书》编委会

支修益　刘友良

2023 年 4 月

　　胃癌的发病率和死亡率均位居我国恶性肿瘤的第三位。胃癌是一个典型的"生活方式癌",可以通过科普宣传,提高大众防癌和抗癌的意识。本书从防、筛、诊、治、康五个方面全方位讲解胃癌的相关知识,以期降低其发病率,提高患者的生活质量,改善预后。

　　预防可以从根源上降低癌症发生,预防重于治疗。胃癌最主要的诱发因素是幽门螺杆菌,其感染率在我国普通人群中超过了50%,关注幽门螺杆菌的感染和传播途径,了解幽门螺杆菌的检查和治疗方式能在很大程度上预防胃癌。健康的生活习惯、正确的养胃护胃方法、保持良好的心态都是预防的重要内容。

　　胃癌的早期筛查是提高早期胃癌检出率的主要方式,而早期胃癌治愈率达90%以上,与中晚期胃癌的预后有着天壤之别。早发现、早诊断、早治疗是改善预后的关键。通过科普，让大众了解筛查的方式和意义，积极主动参与胃癌的筛查，尤其是高危人群定期进行防癌体检，提高早期胃癌的检出率，可以最大程度地提高胃癌的治愈率，降低死亡率。

胃癌的诊断除了靠医学检查手段来确诊，在日常生活中如果我们能够长一双"慧眼"，也许会拯救一个生命，挽救一个家庭。了解胃癌的常见症状，倡导及时就医。许多老年患者，往往就诊不及时，直到"忍无可忍"的地步，比如出现了严重的腹痛、甚至无法进食，出现恶心、呕吐等晚期胃癌症状才来就诊。

胃癌的治疗手段，包括手术、化学治疗、放射治疗、靶向治疗、免疫治疗等，哪一种是最佳的治疗方式，各种手段怎样组合，都有科学的理论依据，制订和选择效果最佳、不良反应最小、创伤最小的治疗方案是医生和患者及家属共同的目标。手术后如何快速康复是每一位手术患者都关心的问题……以上这些内容在本书中都能找到答案。

在中国抗癌协会科普专业委员会的组织编写和白求恩公益基金会的资助支持下，全国多名胃癌领域权威专家，从防、筛、诊、治、康五方面全面介绍胃癌的相关知识，希望本书的出版可以对大众及胃癌患者有所裨益。

最后，感谢中国抗癌协会科普专业委员会和白求恩公益基金会等相关部门领导的支持与帮助，感谢所有编写人员的辛勤付出。由于时间仓促、知识更新不及时等原因，出现错误在所难免，请各位读者不吝赐教。

徐惠绵

2023 年 4 月

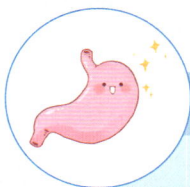

>>> **目录**

**认识
我们的胃**

预防

认识
我们的胃

胃在什么位置,胃的结构和功能是什么?

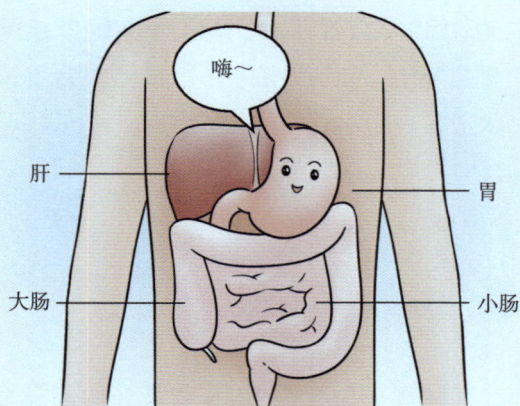

嗨~

肝

胃

大肠

小肠

就像朋友之间需要彼此了解才能更好相处一样,熟悉胃的解剖和功能才能更好地养胃、护胃、预防病变等,下面将带大家简单认识我们的胃。

> ## 胃是人体主要的消化器官，
> ## 具有分泌和运动两大功能

💬 胃有贲门和幽门两个"开关"

　　胃位于上腹部，介于食管和十二指肠之间。胃与食管的结合部位称为贲门，是胃的入口，可以理解为胃的第一道"门"。如果这道门关闭不严，即贲门松弛，可造成胃食管反流，引起烧心等症状。胃的出口与十二指肠连接，出口处为幽门，可以认为是胃的第二道"门"。当胃溃疡、胃癌等疾病引起幽门狭窄时，可造成胃的排空障碍，引起胃液、食物在胃内潴留，严重者可引起呕吐等症状。

💬 胃由内到外分为四层

　　胃的形状有些像一根大香蕉，左侧最长的部分称为胃大弯，贴近肝脏左侧的部分称为胃小弯。胃的形态除与毗邻器官的解剖结构有关外，还与个体的性别、年龄、体位、胃内容量、胃壁张力及体质、体型等有密切关系。其中，与胃癌手术关系密切的是体质、体型所致的胃形态分型。不同的胃形态对胃癌术式的选择及手术方案的设计有一定意义。

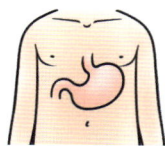

正常张力型　　　　　　　高张力型（牛角胃）

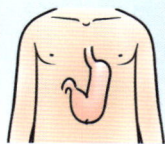

弱力型（钩型胃）　　　　无力型（胃下垂）

胃形态分型

💬 胃的主要功能是分泌胃液和消化食物

　　胃有非常强大的分泌功能，正常成人每天分泌的胃液量可达 1500 ～ 2500 毫升，相当于 3 ～ 5 瓶常见瓶装水的量。胃液是一种无色的酸性液体，成分非常丰富，包括胃酸、消化酶、黏液、电解质和水。

　　胃液分泌分为基础分泌（或称"消化间期分泌"）和餐后分泌（即"消化期分泌"）。基础分泌是指不受食物刺激时的自然胃液分泌，其量较小。餐后胃液分泌量明显增加，食物是胃液分泌的自然刺激物。

　　胃液的生理功能，可能比你想象得还多，其中最主要的功能就是对食物进行初步消化。

首先，胃液可以软化食物纤维，再利用唾液淀粉酶分解淀粉，利用胃蛋白酶分解蛋白质，达到初步消化作用。不过，胃液对于脂肪的消化却无能为力。其次，胃液可以保护胃黏膜，其包含的黏蛋白可以抵抗消化酶作用于胃壁本身，防止"自我消化"。再次，胃液还可以促进矿物质吸收，防止身体出现缺钙、缺铁等情况。最后，胃液竟然可以"造血"，这是因为它内含的内因子可以促进红细胞成熟，发挥其功能。

当胃的功能出现问题时，人们一般会很直接地感受到腹胀、嗳气、食欲下降等症状，也就是我们常说的消化不良。

💬 胃的运动功能包括容纳、研磨和输送

食物在胃内的储藏、混合、搅拌以及有规律的排空，主要是由胃的肌肉运动参与完成。胃的蠕动波起自胃体通向幽门，胃窦部肌层较厚，增强了远端胃的收缩能力，幽门发挥括约肌作用，调控食糜进入十二指肠。胃的电起搏点位于胃底近大弯侧的肌层，有规律地发出频率约为每分钟 3 次的脉冲信号，该信号沿胃的纵肌层传向幽门。

大家都知道胃有研磨功能，实际上胃的机械消化功能包括容纳食物、研磨食物和输送食物等。

胃有两种运动方式

紧张性收缩

　　这种收缩使胃壁经常处于一种部分紧张状态,使之进食时胃内压力不致过高,空腹时胃内压力不致过低。这种压力有助于胃液和食物充分混合以及保持胃的形态。

蠕动

　　食物进入胃内后,约 5 分钟胃开始蠕动,胃的蠕动从胃底开始,并向幽门方向进行。胃的蠕动可以促进食物与胃液充分混合,将食物磨碎达到初级消化作用。当幽门关闭时,食物在胃内往返运动;当幽门开放时,十二指肠松弛,则允许少量食糜进入十二指肠。这样循环往复直到胃彻底排空。

紧张性收缩　　　　　　胃蠕动

胃有两种运动方式

预防

改变不良的饮食和生活方式，
教您轻松养胃、护胃。

中医很早就提出"治未病"的理念，可见预防比治疗更重要。

我们都听过"病从口入"，幽门螺杆菌跟胃炎和胃癌的关系密切。养胃、护胃如何做？"一日三餐、细嚼慢咽、有粗有细、有稀有干"，你吃对了吗？胃病的预防除了和饮食有关，不良的生活方式也会诱发胃病，你又了解多少呢？

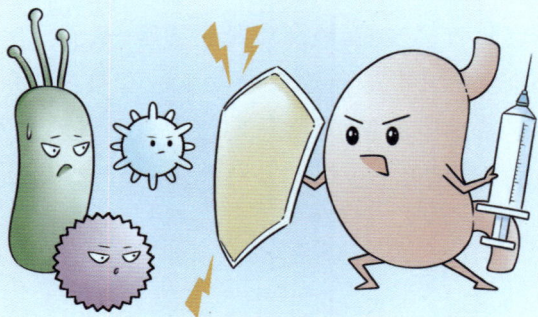

一级致癌物
——幽门螺杆菌

💬 幽门螺杆菌感染是导致胃癌的主要病因之一

根据临床流行病学调查结果显示,幽门螺杆菌(helicobacter pylori,HP)以人类为宿主,在全世界范围内传播,感染率高。据统计,在我国居民中,幽门螺杆菌的感染率高达 50% 以上。目前,已知幽门螺杆菌的感染率与社会经济水平、人口密集程度、公共卫生条件以及水源供应有较密切的关系。

幽门螺杆菌是导致胃癌的主要病因之一。胃癌的发生是一个漫长的过程,在整个过程中,幽门螺杆菌感染只是其中一个危险因素。幽门螺杆菌分泌的毒性物质可以破坏胃黏膜,使各种致癌因子更容易直接改变、破坏胃黏膜细胞,从而发生胃癌。换句话说,幽门螺杆菌不是导致胃癌发生的直接"凶手",但是却因为其破坏了胃黏膜的保护屏障,间接促进了胃癌的发生,是导致胃癌发生的"帮凶"。

💬 感染幽门螺杆菌导致慢性胃炎才会出现不适

长期感染幽门螺杆菌者,可能会因为其对胃黏膜的破坏而发生慢性胃炎、胃溃疡，从而出现餐后嗳气、打嗝、恶心、反酸、上腹疼痛等胃肠疾病症状。幽门螺杆菌可以在牙菌斑中生存，其生长会产生有臭味的碳化物，进而引起口臭；幽门螺杆菌还可能导致消化道内的菌群失调，引起恶心、呕吐、腹泻等一系列消化道症状。

💬 感染幽门螺杆菌并伴有不适症状，建议行根除幽门螺杆菌治疗

美国国立综合癌症网络（National Comprehensive Cancer Network，NCCN）指南中指出，幽门螺杆菌感染、吸烟、高盐饮食及其他饮食因素均为胃癌发生的危险因素。目前研究表明，幽门螺杆菌可以导致多种胃部疾病的发生，包括慢性胃炎、胃溃疡、十二指肠溃疡等，在所有胃癌患者中，75%的患者伴有幽门螺杆菌感染。但是，即便患有上述胃部疾病，患者也不一定都会患胃癌。上述结论仅可说明，幽门螺杆菌感染可能是胃癌患病的高危因素，但并不代表幽门螺杆菌一定会导致胃癌发生。

需要提醒大家的是，感染幽门螺杆菌并伴有不适症状建议行根除幽门螺杆菌治疗。

💬 呼气试验是最常用的检测感染幽门螺杆菌的手段

"吹气法"的真名为碳-13或碳-14尿素呼气试验，以下简

称"呼气试验"。碳 –13 为一种稳定同位素,在自然界中以特定的比例天然存在,适用于所有年龄和类型的受试者,包括孕妇和儿童。国内外公认碳 –13 在诊断幽门螺杆菌感染及判断幽门螺杆菌根除疗效中具有高度的准确性,有取代碳 –14 的趋势。

呼气试验虽然可以准确地测定胃里有无幽门螺杆菌,但并不能轻易取代胃镜,呼气试验的优势在于无创伤、简单易行。

呼气试验只能检测是否有幽门螺杆菌感染,其结果阴性并不等于没有胃病,幽门螺杆菌与胃病之间的关系并不能简单地画等号。

胃镜检查与胃病的评估息息相关,可以准确判断胃内是否出现炎症、溃疡、息肉及肿瘤等情况。

💬 根治幽门螺杆菌一般建议选择四联药物

据统计,我国超过半数人感染幽门螺杆菌,成功根除率却在 50% ～ 90%,主要与"四联疗法"治疗过程中细菌耐药、患者依从性不佳等因素相关。然而"四联疗法"目前仍是治疗幽门螺杆菌感染的最主要方法,即联合使用四种不同的药物来杀灭幽门螺杆菌。

"四联"包括一种抑制胃酸分泌的药物、两种抗生素、一种铋剂。抑制胃酸分泌的药物常见的有奥美拉唑、泮托拉唑等;两种抗生素,可供选用的有阿莫西林、克拉霉素、左氧氟沙星、呋喃唑酮和甲硝唑;铋剂通常选用枸橼酸铋钾或胶体果胶铋,该类药物会使大便颜色变深,可能呈黑色。如果不含铋剂,就是"三联疗法",因其根除率较低,从 2015 年起临床已不作首选;有些会在"四联"基础上多加一种抗生素,即"五联疗法",但并非目前临床主流治疗方案。

用药方法也很重要,一般建议连续服用 14 天。抑酸剂和铋剂需要在饭前 0.5 ～ 1 小时服用,两种抗生素需要在饭后 0.5 ～ 1 小时服用,以减少胃肠道不适。抗生素需要达到一定的剂量方可产生疗效,这与说明书中提示的剂量及频次有一定区别,因此患者应在医生的指导下服用。

幽门螺杆菌主要经口传播,切断传播途径是最主要的预防手段

尽管幽门螺杆菌的感染较常见,但是目前研究者对它的感染途径仍然存有争议。目前研究认为,"粪 – 口"途径、"口 – 口"途径都可能感染幽门螺杆菌,也就是说,通过食物、水以及经口喂食、亲吻、打喷嚏等都可能传播幽门螺杆菌。

预防幽门螺杆菌感染和治疗同等重要

幽门螺杆菌可通过"口 – 口"传播,故饮食卫生相当重要,进餐时提倡分餐、使用公筷,可切断传播途径,降低感染率及再

感染率。此外,幽门螺杆菌感染并非十分严重的疾病,虽然它与胃癌有一定关系,但患者大可不必过于担心,放松心情、规律治疗,持正确的态度对待即可。

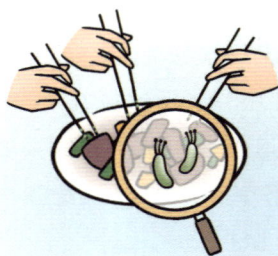

交叉感染   公共餐具

走出误区

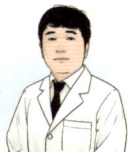

误区:有一部分人认为胃癌会传染,感染幽门螺杆菌就会患胃癌。

胃癌不是传染病,致癌基因或者癌细胞不能通过常规途径传播给另一个人。因此,胃癌并不会传染。但是,从病因学角度讲,导致胃癌发生的因素——幽门螺杆菌,可以在人群中传播,即使感染后的幽门螺杆菌阳性患者,患胃癌的概率也较低，只有长期感染未经治疗的患者，胃癌发生风险较高。

医生提示

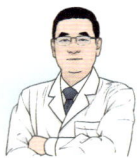

　　幽门螺杆菌是导致胃癌发生的主要危险因素之一，幽门螺杆菌会传染，需要我们在生活中加以注意。幽门螺杆菌传播的最主要途径是"口－口"途径（家人之间通过唾液如餐具传播）。如果检查存在幽门螺杆菌感染，要注意避免通过上述途径传播给他人。但是，即便感染了幽门螺杆菌也不要恐慌，一方面，如上所述，感染幽门螺杆菌并不一定会导致胃癌；另一方面，采取"四联疗法"是可以轻松根除幽门螺杆菌的。

不良的饮食习惯可增加胃癌的发病风险

💬 腌制食品中亚硝酸盐是致癌的主要成分

　　大米粥配小咸菜，在我国是较为常见的早饭搭配，但是，身为腌制食品的小咸菜不仅含有大量的盐分而且含有大量的硝酸盐和亚硝酸盐。食用高盐食品,可直接损伤胃黏膜,引起胃上皮细胞增生,并增强幽门螺杆菌的繁殖力。同时,食物在腌制过程中,亚硝酸盐和胺类可以发生反应,生成有强烈致癌作用的亚硝胺,以上因素均可引起胃癌的发生。

本来大量存在于新鲜蔬菜和水果中的维生素、微量元素及纤维素等,特别是维生素 C 和胡萝卜素以及人体必需的其他营养成分,本身就具有一定的防癌、抗癌作用,然而在腌制过程中这些营养成分几乎"全军覆没",失去了参与细胞正常代谢的机会,无法发挥其抗氧化、清除自由基并增强机体免疫力的作用,从而无法发挥其防癌、抗癌的效果。

总的来说,腌制食品虽然好吃,但是失去了食材本身的营养成分,并且含有致癌物质,应该减少摄入。

过热饮食损害胃黏膜,增加胃癌发病风险

"饭菜要趁热吃"是我们吃饭时常听家里老人们说的一句口头禅。热气腾腾的饭菜不仅看起来让人食欲大增,而且高温更可以激发出食物的香味。但是,长期过热饮食会增加胃癌的发病风险。

这是因为过热饮食可导致胃黏膜损伤、局部炎症反应以及上皮细胞损伤。长期过热饮食可使胃黏膜反复经历损伤和修复的过程,最终引发慢性胃炎。慢性炎症过程中可出现胃黏膜萎缩、肠上皮化生(表现为胃固有腺体被肠腺样腺体所替代)等病

理改变,形成异型增生。而异型增生正是胃癌的癌前病变,如不及时干预,就有可能发展成胃癌。

所以,你还敢"趁热吃"吗?

日常建议食物及水的温度不超过 40℃。

加工红肉可增加胃癌的发生风险

红肉是指在烹饪前呈现出红色的肉,如猪肉、牛肉、羊肉、鹿肉、兔肉等。所谓加工肉类是指经过腌制、发酵、烟熏或其他工艺制成的肉类。世界卫生组织国际癌症研究机构在 2017 年将红肉(摄入)列入 2A 类致癌物清单。红肉因饱和脂肪酸含量丰富,被证实摄入过多会增加心血管、肿瘤等疾病的发生风险。烟熏、卤制加工的红肉中容易含有致癌物——亚硝酸盐,加速胃酸对胺类的分解,并还原成致癌毒素蓄积在黏膜组织内,从而诱发胃癌。另外,不合理加工还容易产生多环芳烃、杂环胺等有害物质,这些物质在一定程度上也会增加癌症的发生率。近几年很多研究证明,红肉与胃癌、结肠癌、乳腺癌、前列腺癌等多种癌症的患病风险增加存在正相关。

长期食用隔夜饭菜可致癌

每年大年三十的剩饭、剩菜,你是不是从初一吃到了初五?

如果回答"是",那么就要注意了,长期食用隔夜饭菜是可以致癌的!

先要解释一下,所谓的隔夜饭致癌,指的是剩菜时间长,而非单纯隔一夜。

为什么会致癌呢?

这是因为做熟的食材更适合细菌生长,在细菌的分解作用下,食物中的硝酸盐会变成亚硝酸盐,亚硝酸盐与蛋白质反应后会产生加热也不能去除的致癌物。即使剩菜剩饭盖了保鲜膜、放入了冰箱,细菌也会在取用或翻动时进入,最后仍然会生成致癌物。不仅如此,长期食用存放时间过久的剩饭、剩菜,会在一定程度上破坏和损伤胃黏膜,造成胃炎、胃溃疡等疾病,升高胃癌的患病概率。因此,吃多少做多少,少吃剩菜、剩饭才是健康饮食的上策。

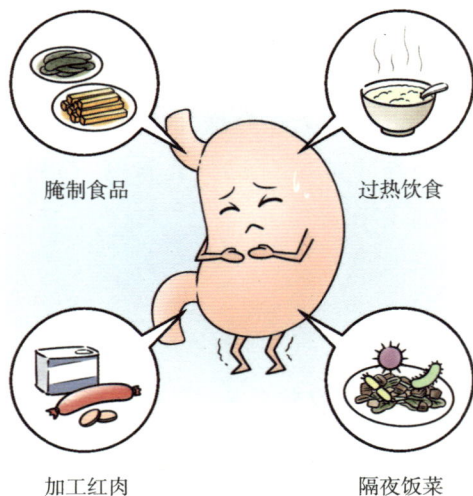

腌制食品　　　　　过热饮食

加工红肉　　　　　隔夜饭菜

不良行为方式可增加
胃癌发病风险

熬夜可增加胃癌的发病风险

我们都知道熬夜伤身，但是你知道熬夜会增加患胃癌的风险吗？

这是因为，熬夜可以减少胃肠自我修复物质的产生，一般来说，人体的胃和小肠在夜晚会产生一种自我修复的化学物质，即 TFF2 蛋白。长期熬夜会导致 TFF2 蛋白产生减少，从而增加胃溃疡的患病概率。同时，熬夜会降低胃肠的自我保护能力，睡眠不足会降低胃部血流量，削减胃的自保能力，同样增加患胃溃疡的机会。如果胃溃疡反复发作，不及时治疗，有 5% ~ 10% 的胃溃疡会发生癌变。不仅如此，熬夜会导致自主神经调节功能紊乱，在神经调节下工作的胃肠必然会受到影响，长此以往，癌变的可能性就会大幅上升。

吸烟可增加胃癌的发病风险

你是吸烟者吗？吸烟易导致肺癌已被人们所熟知，但吸烟与胃癌的关系常被人忽视。已有大量研究表明，吸烟是胃癌发病的危险因素,据统计,18% 的胃癌发病与吸烟有关。烟草中含有亚硝基化合物、尼古丁等多种致癌物质,这些物质随唾液进入胃内,可直接刺激胃黏膜上皮细胞,发挥致癌作用。据统计,长期吸烟者患胃癌的风险约为不吸烟者的 1.8 倍;但令人欣慰的是,戒烟 10 年后患胃癌的风险基本接近于不吸烟者。所以,为了自己的身体健康,请尽早戒烟吧!

💬 饮酒可增加胃癌的发病风险

高兴时把酒言欢,失落时借酒消愁,在我国,酒文化可谓源远流长。然而,酒精对人体的危害是不可忽视的。酒精可以促进胃内致癌物的吸收,同时还会造成胃黏膜损伤,从而增加其癌变的风险。据统计,长期每日饮白酒多于 1 两(1 两等于 50 克),患胃癌的风险会增加 20%;若每日饮白酒多于 5 两,这一数字会达到惊人的 190%!若在吸烟的同时长期大量饮酒,患胃癌的风险甚至可达到普通人的 5 倍。虽说"小饮怡情,大饮伤身",但其实以茶代酒是对自己和家人、朋友最好的关心。

💬 情绪紧张、压力过大都是胃癌的高危因素

古话说"情急百病生,情舒百病除",随着心理科学和医学研究的发展,心理因素与人类健康和疾病的关系逐渐清晰,更有研究表明,长期存在心理困扰,会引起人体免疫功能下降,从而使胃癌的发病风险上升。长期抑郁可使胃癌的发病风险增加 4.5

倍。如今许多人的工作压力、学业压力、家庭压力比较大，这些都可能导致情绪压抑，甚至长期处于抑郁的状态。因此，我们应正确看待生活中的压力与逆境，及时调整心理状态、适当减负，必要时选择心理治疗，积极乐观地面对生活，不要让负面情绪成为我们的支配者，更不能让负面情绪影响我们的健康！

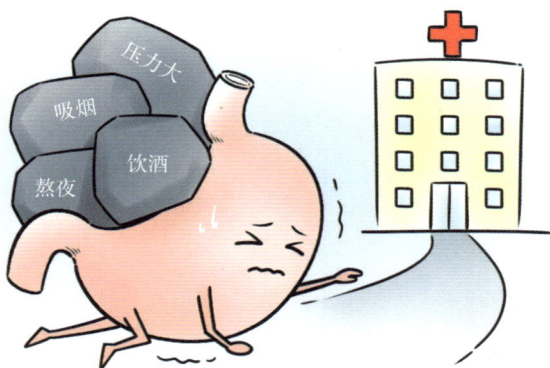

走出误区

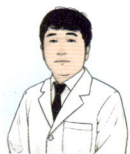

可能有些人会认为上述内容有夸大的成分，实则不是，任何疾病都不可能是一日发生的，都是在我们日常生活中由于不良的生活方式和饮食习惯逐渐被放大，最后一朝病发。相比于疾病的治疗，我们更提倡预防，通过合理的饮食习惯和生活方式来减少胃癌的发生是每一位医生所希望的。

医生提示

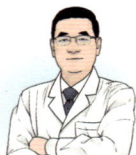

在饮食习惯上，提倡少食腌制食品，注意调整口味太重的饮食习惯，多吃新鲜蔬菜和水果。日常饮食建议温度适宜，切勿长期过热饮食，避免增加胃癌的发病风险。生活中要注意饮食搭配，最好少吃剩菜、剩饭，减少加工红肉的摄入。在生活方式上，提倡减少熬夜，每天保证充足的睡眠，减少香烟和酒精的摄入，每天维持愉悦的心情，保持积极乐观的生活态度。

> **合理饮食能够养胃、护胃和抗癌**

💬 "多喝汤粥，能养胃"不科学

总听人说"多喝汤粥，能养胃"，那么，喝汤、喝粥真的能养胃吗？其实这种说法只是针对部分特殊人群，对于一般胃炎患者来说，由于胃酸分泌不足，喝汤粥能促进胃酸分泌，有助于食物消化，还能提升血糖，从这个角度讲，喝汤粥确实"养胃"。虽然短期看来，汤粥属于流质食物，不需要经过大量咀嚼与胃部蠕动即可快速进入小肠，分解为葡萄糖并被人体吸收利用，这样就大大降低了肠胃的负担。但是长期看来，喝汤粥却不能"养胃"，甚至会适得其反！首先,汤粥是酸性食物,如果有反酸或胃食管反流的患者,长期食用,很可能会加重症状。其次,人唾液中的淀粉酶是一种非常重要的消化液,在咀嚼时大量分泌,帮助食物消化。但是由于摄入汤粥不需要咀嚼,长此以往,消化液的分泌功能会减弱。最后,汤粥的消化速度快,提升血糖的速度甚至和直接吃糖差不了多少,对于糖尿病患者来说,伤害是远大于其好处的。所以,胃肠道功能正常的人,不建议长期喝汤、喝粥!

合理摄入粗粮利于养胃

我们经常说粗粮养胃,主要是因为粗粮中富含膳食纤维,能够增强人的饱腹感,而且能够预防肥胖、控制血糖,对于预防便秘也有一定的帮助。但是,摄入过多的膳食纤维对于胃也有很大的负担。由于纤维素在人体内无法被消化,分解过多的纤维素会导致肠道阻塞,严重时甚至会导致肠梗阻。而且纤维素会导致胃部排空时间延长,引起胃酸反流,对胃和食道造成"腐蚀"。尤其对于肠胃功能不佳的人来说,过多的膳食纤维会加重肠胃负担。

如果你已经患上了胃部疾病,又吃过多的粗粮,那么很容易加重胃痛、胀气等不舒服的现象。有的朋友为了减肥大量吃粗粮,甚至让粗粮完全代替主食,这也是不可取的,长期单一摄入粗粮很可能会引发营养不良。因此,吃粗粮既能养胃也可能会伤胃,一定要因人而异,合理选择才有助于身体健康。

💬 "山楂养胃"要因人而异

山楂是否养胃也需要辩证来看。

有利的方面

山楂会刺激胃蛋白酶引起胃酸分泌,可消化积食,特别是肉食积滞,会改善食欲、帮助消化,对饮食过多者或者吃东西感觉难以消化者有一定的帮助。

不利的方面

由于山楂含有酸性物质,过多的酸性物质刺激可能导致胃黏膜损伤加重,甚至导致胃酸分泌过多,出现反酸、烧心、胃部疼痛等症状。所以对于有些慢性胃炎、胃食道反流或平时就容易呃逆、反酸的人,吃山楂反而会引起不适感。所以,吃山楂是否养胃需要因人而异。

💬 牛奶对胃的养护作用有限

喝牛奶未必一定养胃,牛奶有全脂牛奶和脱脂牛奶之分。牛奶养胃,要看是什么样的牛奶。其中,全脂牛奶含有比例得当的脂肪,有抑制胃酸分泌的作用。平时胃总是反酸的人,适当喝一点儿全脂牛奶确实有好处。但是,脱脂牛奶脂肪含量大大降低,甚至不含脂肪,不但不能养胃,还容易刺激胃酸分泌。

红薯可以降低癌症的发生风险

吃红薯确实可以降低癌症的发生风险。首先，红薯中含一种特殊的化学物质——脱氢表雄酮，可以预防结肠癌和乳腺癌。其次，科学研究表明常吃红薯有助于维持人体的正常叶酸水平。叶酸对于人体而言有着十分重要的作用，当体内叶酸含量过低时，癌症的发生风险将会增加。最后，红薯中富含膳食纤维，有促进胃肠蠕动、预防便秘和结直肠癌的作用。

"富硒食物抗癌"是个有争议的话题

硒元素是人类和动物自身代谢中不可缺少的微量元素，在人体中能够起到抑制癌细胞生长的作用。然而，仅仅依靠富硒食品很难达到抗癌的作用。在现阶段，并没有科学有效的证据说明单一提高硒元素的摄入量能有效预防癌症。相反，过多摄入硒元素会造成脱发、恶心、呕吐等硒中毒症状，严重危害人体健康。食用富硒食品的确在一定程度上可以提升人体免疫力，但就预防以及抗击癌症的效果而言，仍有待论证。

抗癌蔬菜中的元素可以发挥抗癌作用

抗癌蔬菜，是指具有一定抗癌功效的蔬菜。抗癌蔬菜都含有丰富的硒。硒如果配合维生素 E、β-胡萝卜素进行适量补充，效果会更加出色。抗癌蔬菜中含有的干扰素诱导剂、多量硫化合物、β-谷固醇、淀粉酶、番茄红素、β-胡萝卜素、维生素 C、维生素 D、纤维素、二烯丙基硫化物（大蒜素）等，是发挥抗癌作用的主要元素。常见的抗癌蔬菜有辣椒、大蒜、番茄、蘑菇等，这些食物具有一定的抗癌功效。

💬 大蒜吃对了有抗癌作用

俗话说："吃肉不吃蒜，香味少一半。"大蒜是日常烹调中常见的一味调料，同时也可以生吃。大蒜富含丰富的大蒜素，不仅可以提升蒜香味，而且摄入后，能发挥一定的防癌、抗癌作用。

有研究表明，经常摄入大蒜的人群，患胃癌和结直肠癌的比例均有所下降，患小肠肿瘤的风险也会降低。科学家认为，大蒜能发挥抗癌作用是因为能够促进人体正常细胞 DNA 的修复，阻碍癌细胞的增殖等。世界卫生组织建议普通人群，每天直接食用（高温烹调可能会破坏大蒜中的有益物质）1～2 瓣新鲜大蒜（2～5 克），大蒜粉理论上也是可以的，但因其含有的大蒜素可能较少，故仍建议食用新鲜大蒜。但由于大蒜具有刺激作用，孕妇、胃溃疡患者、准备做手术的患者以及对大蒜过敏的人群不建议食用。

适量食用辣椒可以抗癌

作为调味界的又一员大将,辣椒同样具有抗癌效果。有研究表明,吃辣越多的人患食管癌的风险越低,辣椒可以降低患癌风险,是因为辣椒里有一种成分叫作辣椒素,而且还含有丰富的维生素、β-胡萝卜素等营养物质。适当摄入辣椒不仅可以发挥一定的抗癌效果,还有助于促进血液循环、提高体温、加速发汗。中医认为,辛辣之物有祛湿除寒的效果。但是,过量食用辣椒也是不利于健康的,想通过大量摄入辣椒来达到防癌、抗癌的效果也是不可取的。

走出误区

有些人认为,既然上述提到的部分食材有防癌、抗癌的功效,那么通过大量食用这些食材便能实现防癌、抗癌的效果。这种方法是不可取的,即便是已经公认的抗癌蔬菜,能发挥作用的也只是其中特定的抗癌物质,而一种蔬菜中往往含有很多其他营养素,摄入过量甚至会有害健康。合理的饮食搭配,适量摄入,才是正确的做法。另外需要注意的是,日常饮食的调整主要意义在于癌症预防,对于已患癌者,抗癌蔬菜并不能取代医学药物或其他治疗手段。

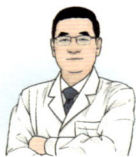

面对生活中的一些饮食与健康的观念,我们需要用辩证的角度去看待和采纳,因人而异,而不是放之四海而皆准。我们要科学对待养生保健观点,多听取医生给予的饮食建议,并且能够做到合理饮食。

胃癌具有遗传易感性,但并不会直接遗传

胃癌确实与遗传有关,但并不会直接遗传。在我国,90% 以上的胃癌是散发性胃癌,约 10% 的胃癌具有家族聚集性,其中 3% ~ 5% 与遗传相关。

遗传相关的胃癌表现为各种遗传性综合征,这部分人患胃癌的可能性要比其他人大,但并不一定就会患胃癌。胃癌的家族聚集倾向是由两方面的因素决定的。一方面,胃癌具有遗传易感性,家中有血缘关系的亲属罹患胃癌,家庭其他成员在这方面的患病风险也会增高;另一方面,因为同一家族的人,生活环境和饮食习惯往往具有很多的共同点,某些不良的饮食、生活习惯也会导致胃癌发病的家族聚集性。

遗传相关的胃癌包括遗传性弥漫性胃癌、林奇综合征、黑斑息肉综合征、幼年息肉综合征、家族性腺瘤性息肉病、李-佛美尼综合征、家族性肠型胃癌等。这些遗传性胃癌综合征患者罹患胃癌的风险彼此不同，取决于具体遗传缺陷基因，如遗传性弥漫性胃癌的受累基因为 CDH1，一旦发现 CDH1 突变后，在 80 岁之前患胃癌的平均风险在 80% 以上，其他如林奇综合征和家族性腺瘤息肉病不以胃癌为主要发病特征，所以受累基因突变后患胃癌的风险较低。

遗传性胃癌的诊断

依据 2015 年国际遗传性胃癌协作研究组推荐的诊断标准，建议以下几种情况结合 CDH1 基因筛查结果进行综合诊断：①一级或二级亲属中至少有 2 例胃癌患者，其中至少 1 例为弥漫性胃癌；② 40 岁以前诊断为弥漫性胃癌；③任何一个家属同时患乳腺小叶癌和弥漫性胃癌，其中至少 1 例小于 50 岁；④任何一个家属患双侧乳腺小叶癌或多个家族成员患乳腺癌小叶，其中至少 1 例小于 50 岁；⑤患者本人同时患有弥漫性胃癌和唇腭裂。

并非每个继承遗传性弥漫性胃癌基因突变的人都会患上癌症。由于 CDH1 基因突变与遗传性弥漫性胃癌密切相关，检测该基因突变可在一定程度上筛选遗传性弥漫性胃癌患者及其高危人群。建议在遗传性弥漫性胃癌先证者（每个家系中第一个确诊该病的成员）中开始遗传检测，之后再对患者亲属进行宣教和检测,但对有风险的亲属进行基因突变检测的最低年龄标准尚不明确。CDH1 基因突变者在 20 岁后发生弥漫性胃癌的风险显著增加。因此,一般推荐从 16 ～ 18 岁开始对有风险的遗传性弥漫性胃癌患者亲属进行基因突变检测。

遗传性胃癌的诊疗模式

内镜监视

对致病性 CDH1 基因突变携带者以及相关人群,可考虑定期进行内镜监测。推荐每年复查一次胃镜。由于不同地区报道的病变部位不同,建议采取多点活检,胃窦、窦体交界、胃体、胃底和贲门每个部位各取活检至少 6 块,活检总数大于 30 块。胃镜检查过程中应充分注气,仔细精查。活检标本应请有经验的病理医师进行阅片,观察是否存在低分化腺癌或印戒细胞癌,以及异常活跃的印戒细胞。

预防性胃切除

CDH1 突变阳性建议由多个相关临床学科共同判断患者预后、手术获益及风险,以决定是否有必要行预防性胃切除术。内镜下发现有癌前病变或者活检发现印戒细胞,不论年龄大小都应立即进行手术,手术方式为全胃切除 +Roux-en-Y 消化道重建,不需要进行局部淋巴结的清扫。

走出误区

当亲属罹患胃癌，特别是直系亲属患病时，很多人在为患者感到难过的同时，也在担心自己会不会患有胃癌，以后得胃癌的概率会不会比别人高很多？有些人甚至要求医生把自己的胃赶快切除。其实有这种担心是很正常的心理状态，但请不要过度焦虑和担心。虽然胃癌具有遗传易感性，但并不是得了胃癌就一定会遗传给下一代。其实，大部分胃癌为散发胃癌，只有少数与遗传相关。

开始关心自己的胃是好事，但应该科学对待。

医生提示

如果家族中有多位胃癌患者，首先应明确家族成员是否共同接触环境有害物质、是否有不良生活及饮食习惯，并加以改正。避免接触有害物质、养成良好的生活及饮食习惯是预防胃癌的重要手段之一。如果家族同时好发乳腺癌等恶性肿瘤，尤其是发病年龄较低时，则需要考虑有无遗传性胃癌的可能，必要时进行 CDH1 基因筛查以除外遗传性弥漫性胃癌。如果家系携带有 CDH1 突变基因，可及早到医院就诊，进行相应的诊治。

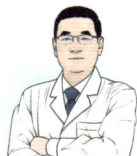

筛查

癌症不可怕，早期筛查很关键！
早筛查、早发现、早治疗
才能有好结果。

扫码看视频
获取更多知识

　　早期筛查是发现早期病变的最主要方式，绝大多数早期胃癌是通过筛查发现。一些发达等国家早期胃癌的检出率可达 60% 以上，而我国早期胃癌检出率不足 20%，想缩小与发达国家的差距，还需要大众，尤其是高危人群提高筛查意识，做到日常自我筛查，主动参与诊断性筛查，了解早期胃癌的报警信号。

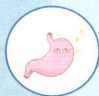

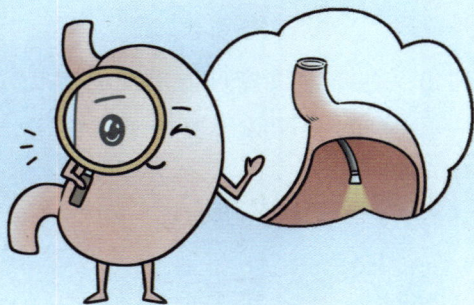

　　早期胃癌筛查手段有哪些？癌前病变又是怎么回事？A 型血居然是胃癌的高危因素，你听说过吗？谁又是胃癌的高危人群呢？

早期胃癌的预警信号
（胀、痛、减、血）

　　客观来说，胃癌在早期没有太特别的症状。早期胃癌大多是在偶然的机会下被发现的。比如，有一位 50 岁的中年女性患者，因为胆囊结石准备住院手术，借这个机会做了一次胃肠镜检查，结果发现自己患了早期胃癌。

　　通过对早期胃癌患者进行回顾性研究，医生们找到一些早期胃癌的相关症状。不过，这些症状的特异性不高，和很多常见的胃炎、胃溃疡、功能性消化系统疾病等差别不大，非常容易被忽视。

　　以下罗列出一些早期胃癌可能出现的症状，一旦发现这些情况持续了一段时间，您就必须要给予重视了，立即去做相关检查！

上腹部饱胀感

　　上腹部饱胀感是早期胃癌患者最常被提及的症状，有时伴有嗳气、反酸、呃逆等，甚至会发生恶心、呕吐。

若肿瘤位于贲门,也就是胃的入口处,可能感到进食不通畅或有哽噎感;若肿瘤位于幽门,也就是胃的出口处,虽然早期胃癌并不会引起消化道梗阻,但会导致胃排空减慢,这样就会导致进食后很长时间仍然有上腹部饱胀感。

💬 上腹部疼痛

一部分胃癌患者在早期有胃部疼痛的症状,主要表现为吃完饭后出现非常强烈的胀痛、绞痛以及灼烧感。这与胃癌本身就是由胃溃疡、萎缩性胃炎等慢性胃病进展恶变而来有关,因为胃黏膜发生病变可以引起胃蠕动异常等。

刚开始仅仅是感到上腹部不适或有膨胀感、沉重感,有时心窝部隐隐作痛,很容易会被人误以为是消化不良或胃炎、胃溃疡,所以生活中经常会被忽视,之后症状就会逐渐加重。年龄在40岁以上的人群需要特别注意以下两种情况。

1.如果既往无胃病史,但近期出现原因不明的上腹部不适或疼痛,经治疗无效要及时就医。

2.如果既往有胃溃疡、胃炎等病史,近期出现上腹部不适或疼痛呈规律性改变,且程度日趋加重,应及时做进一步检查。

💬 食欲减退、消瘦、乏力

因为腹部不适的频繁发生,很多患者便对进食产生一定的抵触心理。因此,逐渐出现食欲减退的情况,进而导致消瘦、乏力等。如果反复出现一些消化不良的症状,比如不想吃东西、恶心、呕吐、反酸,一定要引起高度重视。

💬 黑便或便潜血阳性

在胃癌早期即可存在少量出血征象。不过,胃癌早期的出血量和速度还不至于引起呕血、便血这样的消化道大出血情况,只是少量的出血经消化道氧化之后使排出的大便呈黑色,如果进行大便潜血检查,阳性率较高。由于便潜血检查起来完全无创,且价格便宜,因此建议在每年的定期体检中加上便潜血这一项,可以对胃癌等消化道肿瘤起到很好的筛查作用。

💬 贫血

早期胃癌所引起的贫血一方面与前文所提到的慢性出血有关,虽然短时间出血量不大,但有可能日积月累造成贫血的发生。另一方面,由于胃癌多由慢性胃病逐步进展恶变而来,且胃又是人体吸收铁的重要器官,因此受长期胃病的影响可能导致铁吸收障碍,进而导致贫血的发生。

贫血的人一般面色和指甲会变得苍白,另外贫血的人眼结膜会发白,看不到红色的毛细血管。这些都是大家平时进行自我判断的重要标志。

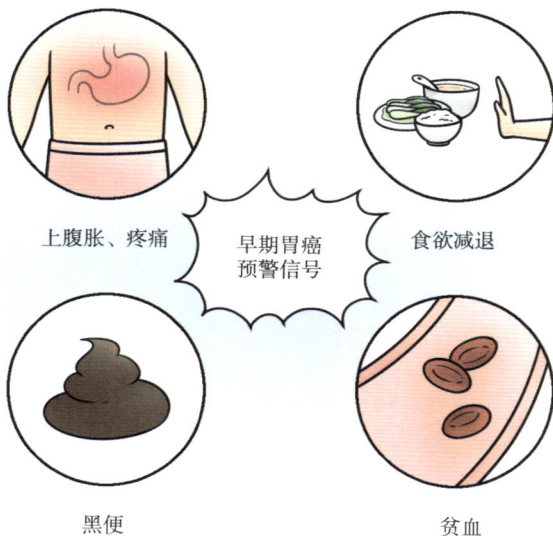

上腹胀、疼痛 　　早期胃癌预警信号　　食欲减退

黑便　　　　　　　　　　　　　　　贫血

走出误区

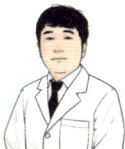

很多人认为胃癌的症状一定是非常明显的,而且误以为自己如果没有以上症状则不会有罹患胃癌的风险,这种想法是不正确的。胃癌症状的特异性很差,单凭有无症状是不能判断有无胃癌的,应该参考胃癌的风险评估体系,定期行适当的体检筛查。

在发现自己出现腹部不适或者一些异常情况时，千万不能麻痹大意，特别是既往就有胃病病史的，要及时进行下一步检查。如果确定自己属于胃癌发病的高危人群，则建议积极、定时进行胃镜检查，这样才能帮助自己及早发现问题，防患于未然。

胃功能三项、肿瘤标记物和胃镜是早期胃癌筛查的重要手段

肿瘤标志物是指由肿瘤组织产生并释放或由身体对肿瘤组织发生反应而产生的一类物质，可存在于肿瘤组织内部，也有肿瘤组织释放进入血液和其他体液。

除了肿瘤标志物之外，还有很多与癌前病变有关的化验检查，通过这些化验指标可以起到监测癌前病变进展的作用，及时发现癌变。

胃癌的发病率和死亡率在我国都处于高位，虽然目前发现、应用的肿瘤标志物有很多，但还没有任何一个肿瘤标志物能够独立应用于胃癌的诊断或预后判断，但可以将多种肿瘤标志物

和其他相关化验项目组合并结合临床信息，提高胃癌的早期诊断及预后判断的准确性。

首先我们来看一下《中国早期胃癌筛查及内镜诊治共识意见（2014年）》（以下简称"《共识意见》"）对于早期胃癌筛查的路径推荐。

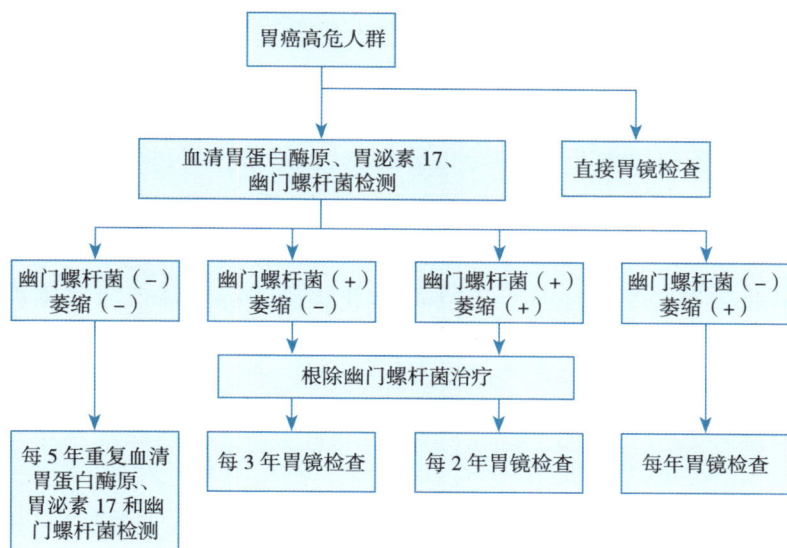

```
                    ┌──────────────┐
                    │  胃癌高危人群  │
                    └──────────────┘
              ┌────────────┴────────────┐
   ┌────────────────────────┐    ┌──────────────┐
   │ 血清胃蛋白酶原、胃泌素17、 │    │  直接胃镜检查  │
   │      幽门螺杆菌检测       │    └──────────────┘
   └────────────────────────┘
   ┌──────┬──────┴──────┬──────────┐
┌────────┐┌────────┐┌────────┐┌────────┐
│幽门螺杆菌││幽门螺杆菌││幽门螺杆菌││幽门螺杆菌│
│（-）    ││（+）    ││（+）    ││（-）    │
│萎缩（-）││萎缩（-）││萎缩（+）││萎缩（+）│
└────────┘└────────┘└────────┘└────────┘
           ┌──────────────────┐
           │ 根除幽门螺杆菌治疗  │
           └──────────────────┘
┌────────┐┌────────┐┌────────┐┌────────┐
│每5年重复││每3年胃镜││每2年胃镜││每年胃镜 │
│血清胃蛋 ││检查     ││检查     ││检查     │
│白酶原、 │└────────┘└────────┘└────────┘
│胃泌素17 │
│和幽门螺 │
│杆菌检测 │
└────────┘
```

早期胃癌筛查的路径

《共识意见》指出，可以采用多种无创的检查方法来筛选出胃癌的高危人群，进而进行更精准的胃镜检查。而在应用无创手段筛查的过程中，血清胃蛋白酶原（包括胃蛋白酶原Ⅰ和胃蛋白酶原Ⅱ）、胃泌素17并不属于肿瘤标志物，不过这些指标可以对慢性胃黏膜疾病的进展程度进行监测，称为"胃功能三项"。

血清胃蛋白酶原

根据血清胃蛋白酶原（pepsinogen，PG）的生化和免疫化学特性，将其分为胃蛋白酶原 I 和胃蛋白酶原 II。

胃蛋白酶原 I（PG I）是由胃底腺分泌的，可以用来检测胃底腺细胞的功能（分泌胃酸）。

胃蛋白酶原 II（PG II）由胃底腺、贲门腺、幽门腺、十二指肠腺等上消化道多种腺体所分泌。虽然 PG II 的浓度相对较低，但其分泌区域比 PG I 大。PG II 异常升高可以提示胃底腺萎缩、肠化生和异型增生等。PG I / PG II 比值进行性降低与胃黏膜萎缩相关。

胃泌素 17

胃泌素主要由胃窦黏膜 G 细胞分泌，直接进入血液循环，其中胃泌素 17 可占到胃泌素的 80%～90%。

1. 胃泌素 17 升高　主要提示胃内泌酸腺减少，胃内呈现低胃酸状态。一般大于 15pmol/L 属于异常，可以提示萎缩性胃体胃炎、胃癌、十二指肠球部溃疡等。

2. 胃泌素 17 下降　主要提示胃窦黏膜 G 细胞数量

减少,一般小于1pmol/L属于异常,可以提示萎缩性胃窦胃炎等。

综合研究发现,在胃癌患者中胃蛋白酶原的水平较低,胃泌素17却较高,因此《共识意见》建议联合检测血清胃泌素17、PG I 、PG I / PG II 比值,以提高胃癌的早诊率。

💬 **胃癌相关肿瘤标志物——诊断和监测肿瘤病情的重要手段**

除了胃功能三项是应用于胃癌早期筛查非常好的检测指标外,胃癌相关肿瘤标志物也常应用于胃癌的早期筛查。

糖类抗原72-4

糖类抗原72-4(carbohydrate antigen 72-4,CA72-4)几乎不在正常组织和良性肿瘤中表达,但在消化道肿瘤、肺癌、卵巢癌中会显著升高,特别是对胃癌有较高的特异性,在胃癌患者中的阳性率可以高达65% ~ 70%,有远处转移者会更高,常作为胃癌治疗后随访的指标,并对复发监测和预后判断有很好的提示意义。

但CA72-4也有一些干扰因素,在一些感染性疾病和少部分良性肿瘤中会升高;接受了糖皮质激素、奥美拉唑或非甾体解热镇痛药治疗的患者也可见CA72-4水平的升高。

癌胚抗原

癌胚抗原（carcinoembryonic antigen，CEA）是一种广谱的肿瘤标志物。主要见于胃癌、乳腺癌、肺癌、结直肠癌、胰腺癌等。因其在胃癌中的特异性并不高，故对于 CEA 常用于胃癌治疗后疗效的观察、复发的监测及预后判断。

糖类抗原 19-9

糖类抗原 19-9（carbohydrate antigen 19-9，CA19-9）是目前临床应用较多并且价值很高的一种肿瘤相关抗原之一。在消化系统肿瘤，尤其是胆道和胰腺肿瘤中，CA19-9 水平多会明显升高；其也对胃癌有一定的提示意义，因此 CA19-9 升高后如果可以排除肝胆胰方面肿瘤，需要进一步进行胃镜检查，明确有无胃癌的可能。

对于 CA19-9 的干扰因素也比较多，肺部肿瘤和卵巢肿瘤也可见 CA19-9 水平的升高，也常用于卵巢癌的诊断和疾病监测。在胆道炎症、胰腺炎中也可出现 CA19-9 水平的升高。

糖类抗原 50

糖类抗原 50（carbohydrate antigen 50，CA50）也是广谱肿瘤标志物，在前列腺癌、胰腺癌、肝癌、胃癌、子宫颈癌、肺癌和结/直肠癌等恶性肿瘤中均可出现升高，常用作恶性肿瘤预后评估、治疗后疗效观察、复发及转移的监测。

糖类抗原 12-5 和甲胎蛋白

糖类抗原 12-5（carbohydrate antigen 12-5，CA12-5）和甲胎蛋白（alpha-fetoprotein，AFP）虽在胃癌中特异度不高，但也可以作为检查指标之一。

CA12-5 常用于卵巢癌的诊断评估，但由于 CA12-5 是一种上皮性肿瘤标志物，当胃癌发生腹膜种植转移时，CA12-5 也会有一定程度的升高。因此，CA12-5 有助于判断胃癌患者是否出现腹膜转移，手术后和放疗、化疗等治疗过程中进行 CA12-5 检查，同样有助于监测腹膜转移的情况。

AFP 多用于原发性肝癌和一些生殖系统肿瘤的检查，但由于胃癌中存在肝样腺癌这一特殊类型，这种类型的胃癌同时具有腺癌和肝细胞癌的双重分化特点，因此在血清和肿瘤组织中可检测出 AFP 升高。合并肝样腺癌的胃癌很容易出现肝转移，因此对胃癌患者进行 AFP 检查，有助于判断胃癌类型并监测肝转移的发生情况。

走出误区

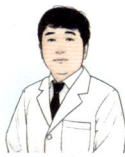

胃癌相关的肿瘤标志物水平升高一定就是胃癌吗？肿瘤标志物正常就能排除胃癌吗？

答案是否定的。

理想的肿瘤标志物应该是敏感而又专一的，然而理想很丰满，现实却很骨感，至今未有一种这样的肿瘤标志物出现。

首先，胃癌相关的肿瘤标志物升高除了可能患有胃癌，还有以下几种原因：胃部良性疾病、炎症常会导致肿瘤标志物水平的升高。此外由于个体差异性，有少量健康人群处于高水平的基线值。在其他恶性肿瘤患者中（如胰腺癌、结直肠癌、肺癌等），CA72-4、CA19-9等标志物也有较高的阳性率。

其次，肿瘤标志物的灵敏度有限，性能更好的CA72-4在胃癌中的阳性率也仅为70%左右，尽管联合CEA等其他指标能使灵敏度提高，但在临床工作中仍有肿瘤标志物正常而确诊为胃癌的病例出现。

医生提示

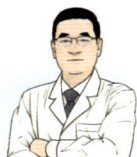

胃癌的肿瘤标志物检查，对胃癌的诊断、复发监测均有一定的指导意义，所以建议常规进行筛查。但是肿瘤标志物对于肿瘤的诊断，仅仅起到辅助作用，确定诊断还是要靠胃镜、CT等检查，联合进行判断。

胃癌的癌前疾病和癌前病变要引起重视

　　胃癌的癌前疾病是指一些能够增加胃癌发病风险的疾病，包括慢性萎缩性胃炎、胃溃疡、胃息肉、胃黏膜巨大皱襞综合征、胃部分切除术后的残胃等。胃癌癌前病变是指容易发生癌症的胃黏膜病理组织学改变，本身尚不具备恶性特征。目前，公认胃黏膜的不典型增生是胃癌的癌前病变。后续内容会对胃炎、胃息肉与胃癌的关系及癌症的过程进行详细介绍。

慢性萎缩性胃炎是胃癌的癌前病变

　　胃炎是我们日常生活中最常见的一类胃部疾病，大部分时候胃可以进行自我修复，严重时需要进行治疗。在医院进行胃镜检查时，很多人都会有浅表性非萎缩性胃炎，有的则是慢性非萎缩性胃炎，或者慢性萎缩性胃炎等。虽然这些看起来都是胃炎，但是其严重程度可完全不同。浅表性非萎缩性胃炎和慢性非萎缩性胃炎都是良性病变，但是慢性萎缩性胃炎是癌前病变。因此，如果对检查结果中的疾病没有正确认知，那就很有可能错过疾病的最佳治疗时机。

胃炎是什么

胃炎是由不同原因引起的胃黏膜炎症,按照发病时间分为急性胃炎和慢性胃炎;按病因不同可分为幽门螺杆菌相关性胃炎、应激性胃炎、自身免疫性胃炎等。不同病因引起胃炎的原因亦不同,通常包括三个损伤修复过程:上皮损伤、黏膜炎症反应和上皮再生修复。

急性胃炎根据其病理改变又可分为单纯性、糜烂出血性、腐蚀性、化脓性胃炎等。浓茶、浓咖啡、辛辣食物、烈酒、过冷或过热食物、粗糙食物等均可损伤胃黏膜,破坏黏膜屏障会导致胃黏膜炎症。一些药物比如阿司匹林、抗生素、肾上腺皮质激素等可以刺激胃黏膜造成损伤,还会影响胃黏膜的修复而加重炎症。如果误服了某些强腐蚀剂,如硝酸、盐酸、硫酸、氢氧化钾、氢氧化钠等,可导致急性腐蚀性胃炎。还有误食各种致病菌及毒素,如沙门菌、大肠杆菌以及金黄色葡萄球菌等污染的食物,数小时后即可发生胃炎。通常急性胃炎不会导致肿瘤的发生,及时就诊治疗即可。

慢性胃炎根据其病理改变可分为非萎缩性、萎缩性和特殊类型三大类,可能是由于在上述原因长期持续的刺激下导致的。

在这些理化因素的长期刺激下,慢性胃炎是否有可能发展成为胃癌呢?

数据显示,中国肠胃病病发率逐年升高,目前国内肠胃病患者数量已经高达 1.2 亿,而胃癌的新发病例每年达到 40 万左右,占了全球新发病例的 42%,而医学调查发现,胃炎和胃癌之间存在很强的相关性。目前发现慢性胃炎是可以发展为胃癌的,通常需要经历以下所述的几个阶段。

胃炎到胃癌的发展过程

胃炎发展到胃癌一般会经历五个阶段,包括慢性浅表性胃炎、慢性萎缩性胃炎、肠上皮化生、异型增生、胃癌。关于这个过程,每个人进展的时间不一样,有的人仅仅几个月就能发展到胃癌,而有的人可能经历几年、十几年,有的人则永远不会癌变。因此,我们需要了解一下这几个阶段的胃黏膜病变发展情况。

慢性浅表性胃炎就是发生在胃黏膜表面的炎症,通过胃镜检查可观察到黏膜表面细胞组织水肿的表现。而萎缩性胃炎被认为是一种癌前病变,通常是由浅表性胃炎长期不愈或症状加重,导致患者的胃黏膜变薄和萎缩,失去胃黏膜原有的形态。胃黏膜在慢性炎症的长期破坏下,机体会进行自我修复,在修复时萎缩的胃黏膜腺体会逐渐被肠黏膜腺体细胞更换,这种现象就是肠上皮化生,是癌前病变之一。

胃癌是在前面四个阶段长期影响下致癌风险不断增加最终产生的结果,早期胃癌没有典型症状,通常会出现腹胀、消化不良及食欲减退等症状,而中、晚期胃癌患者往往会出现大便变黑、腹部不适且难以缓解、身体乏力、体重下降等情况。了解胃癌的发病过程,我们就必须在其癌变之前进行监测和干预。

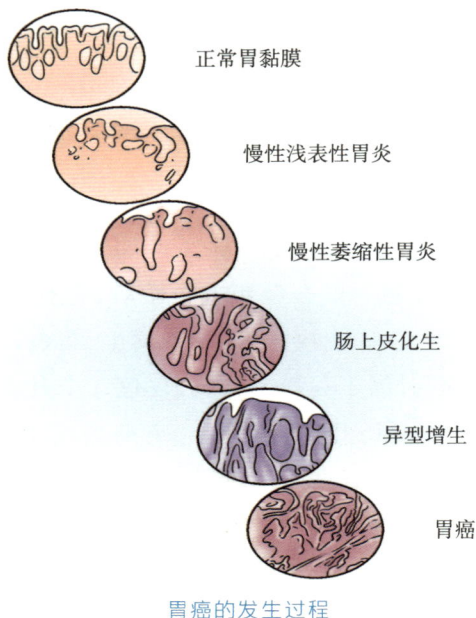

正常胃黏膜

慢性浅表性胃炎

慢性萎缩性胃炎

肠上皮化生

异型增生

胃癌

胃癌的发生过程

慢性萎缩性胃炎是胃癌的高危因素

慢性萎缩性胃炎患者的治疗和预后都非常好,但癌变率在 5 ~ 10 年内仍然能够达到 3% ~ 5%,10 年后则会升高到 10%。此外,轻度异型增生会增加 2.5% ~ 11% 的癌变风险,中度异型增生会增加 4% ~ 35% 的癌变风险,而一旦发展到重度异型增生癌变风险则有可能升高到 10% ~ 83%。慢性萎缩性胃炎需要引起我们的重视,其发生是由多方面因素综合影响所致,包括药物刺激、酒精损伤、幽门螺杆菌感染、饮食不洁和遗传因素等。因此,我们应当在生活习惯上进行调整,戒烟禁酒、规律饮食等。

胃炎离我们很近，如果不认真对待，胃癌离我们也并不遥远。但幸运的是，胃癌的发生发展还是可防、可治、可控的。我们应当定期进行体检，有长期腹部不适时应当及时就诊。

胃息肉是胃内的一种良性病变，通常情况下我们无须过于担心，但部分胃息肉具有一定的恶变倾向，其恶变风险与息肉的病理类型、直径大小等相关。下面介绍一下胃息肉的情况以及治疗方法。

胃息肉

胃息肉是什么

胃息肉是指胃黏膜表面长出的突起状乳头状组织，较小时常无明显症状，一般是在胃肠钡餐造影、胃镜检查或其他原因手术时偶然发现,胃镜检出率为 2.00% ～ 6.25%。

胃息肉主要分为增生性息肉、炎性息肉、胃底腺息肉、腺瘤性息肉及错构性息肉等。其中 80% 是胃底腺息肉,19% 是增生性息肉,也就是说大部分息肉是这两种,而腺瘤性息肉等其他胃息肉的占比很低。腺瘤性息肉癌变率为 9% ～ 20%,是我们需要注意防范的息肉类型;而增生性息肉癌变率为 0.3% ～ 0.6%。因此,会癌变的胃息肉其实并不多见。

胃息肉该怎么治疗

对于不同病理类型、大小和位置的胃息肉,我们会采取不同的应对策略:①如果胃息肉直径小于 1 厘米,且数目较少,可以定期监测。②如果胃息肉直径为 1 ～ 2 厘米,并且是腺瘤性息肉时,一定要切除。③如果胃息肉直径大于 2 厘米,那么不论多少、类型,一定要切除。

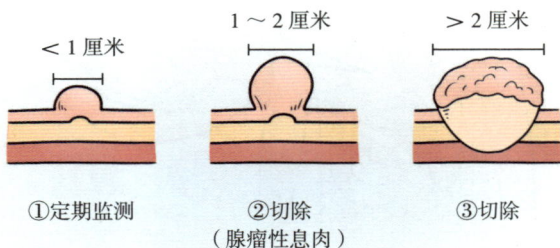

<1 厘米　①定期监测

1 ～ 2 厘米　②切除(腺瘤性息肉)

>2 厘米　③切除

胃息肉治疗

胃息肉可以选择的治疗方法

1.高频电凝切除法 是目前应用最广泛的胃镜下处理息肉的方法。

2.微波灼除法 利用微波使组织凝固气化进行息肉灼除,同时具有止血作用,适用于直径小于2厘米的无蒂息肉,对较小的息肉可一次性灼除,较大者则需要多次治疗。

3.激光法 通过高能量激光,使其组织蛋白凝固、变性破坏而达到治疗目的。多用于宽蒂或无蒂息肉的治疗。

4.尼龙丝及橡皮圈结扎法 通过结扎息肉根部,使其缺血坏死,达到治疗目的。结扎后第1周内息肉脱落并形成浅溃疡,第3～4周形成白色瘢痕而愈合。

5.氩离子凝固术 近年来应用于内镜治疗收到较好的疗效。主要适用于广基无蒂、直径小于1.5厘米的息肉。

6.冷冻法 用特制的冷冻杆对病灶进行接触冷冻,使组织坏死脱落。

7.射频法 射频为一种电磁波,进入病变组织后使其水分蒸发、干燥而组织坏死达到治疗目的。

8.酒精注射法　内镜下用无水酒精围绕息肉基底部一圈进行点式注射。

胃癌癌前病变继续发展下去具有癌变可能,但癌前病变并不是癌,也不意味着必然会发展为癌,不是所有的癌前病变最终均会演变成癌。

发现癌前病变时,我们不要惊慌,不必终日担忧恶变,应采取积极正确的态度去面对,如需手术者,应积极治疗;如需复查者,应主动定期复查。平时要注意养成良好的饮食、生活习惯,保持心情愉悦,定期参加体检,争取早发现、早诊断、早治疗,真正做到防"癌"于未然。

A 型血人群患胃癌风险
更高，要注意筛查

A 型血人群患胃癌的风险更高

血型作为每个人与生俱来的特征，不同的血型罹患胃癌的风险各不相同。早在 20 世纪 50 年代，英国就有研究指出，与其他血型人群相比，A 型血人群罹患胃癌的风险更高。之后，瑞典卡罗琳斯卡医学院的研究进一步验证这一结论。他们选取了瑞典和丹麦的 1089022 名献血者作为研究对象，进行了持续 35 年的随访观察，期间有 688 位受访者发现了胃癌，而有 5667 人发现了消化性溃疡，统计分析显示，与 O 型血相比，A 型血个体患胃癌的风险高出了 20%，远高于其他血型。国内也有研究显示，与 O 型血相比，A 型血和 AB 型血的人群患胃癌的风险明显增加。

但是，O 型血并不全是保护因素。上文提到的瑞典研究，还同时调查了消化道溃疡的患病情况。在所有血型中，O 型血人群患消化道溃疡的风险更高，A 型血反而成了溃疡的保护因素。与 O 型血相比，A 型血人群患胃溃疡的风险下降了 9%，患十二指肠溃疡的风险下降了 19%，而消化道溃疡如不及时干预，具有发生恶变的可能性。所以，不同的血型群体均不能对肿瘤筛查掉以轻心。

A 型血人群更容易患胃癌的机制

为什么不同血型会导致胃癌发生的风险不同？

上面我们提到，A 型血发生胃癌的风险最高，有研究显示与其他血型相比，A 型血患者中幽门螺杆菌的感染比例更高，足足高出了 42%。可以说，A 型血的人比其他血型的人更容易感染幽门螺杆菌，而幽门螺杆菌是被世界卫生组织列为最高警示级别的 I 类致癌物。这也从一个方面解释了 A 型血人群高发胃癌的原因。

在心理学中有一个名词叫作"A 型性格"，具有这类性格的人有闯劲儿、喜欢竞争，但往往脾气火暴、容易冲动、常常焦虑，A 型血人群往往更容易具有"A 型性格"。有研究显示，焦虑情绪与胃癌发生有关。这也从心身疾病的角度阐释了血型引起胃癌的机制。

不同血型应如何筛查

无论对于哪种血型的群体，定期进行胃癌筛查都是必不可少的。对于 A 型血群体，幽门螺杆菌的筛查是非常重要的。常规的幽门螺杆菌筛查方式包括胃镜活检、碳-14 呼气试验、粪便幽门螺杆菌抗原检测、血清幽门螺杆菌抗体检测等，其中碳-14 呼气试验作为一项无创性检查，应用较为广泛。通常进行胃癌筛查的年龄在 40 岁以上，对于 A 型血群体而言，可以适当提前胃癌筛查的年龄。对于 O 型血群体而言，要格外注意消化道溃疡的情况,如有不适应及时进行胃镜检查。而对于其他血型人群,可以遵循常规的筛查指南,定期进行血清学筛查(血清胃蛋白酶原、血清胃泌素 17),幽门螺杆菌检测以及胃镜筛查。

走出误区

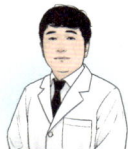

血型是每个人与生俱来的,不同的血型与胃癌关系各不相同。多数研究显示与其他血型相比,A型血群体罹患胃癌的风险最高。但是这并不意味着其他血型群体就高枕无忧了。无论是哪一种血型都有罹患胃癌的可能,及时进行筛查对于早期发现胃癌至关重要。

医生提示

对于 A 型血群体而言,尽早进行胃癌筛查是必要的,可尽早进行胃癌血清学检测、幽门螺杆菌检测以及胃镜筛查。对于 O 型血群体而言,要关注消化道溃疡的情况,如有餐前、餐后出现腹部不适要及时进行检查,早期发现消化道溃疡,早期干预。对于其他血型而言,应遵循常规的胃癌筛查指南,定期进行防癌体检。

" 高危人群更要注意胃癌筛查 "

　　随着我国居民生活水平和受教育程度的不断提高,对自身健康的追求也不断提高,开始关注一些重大疾病的预防。胃癌是严重危害我国国民健康的恶性肿瘤,发病率位居消化系统恶性肿瘤之首,并且早诊率低,死亡率高,在广大农村地区这一现象更为明显。因此,将胃癌的筛查纳入体检项目中十分必要。那么,哪些人群需要进行相关检查呢?我们简单做一下介绍。

幽门螺杆菌感染和患有慢性胃病的人群

　　20世纪80年代发现的幽门螺杆菌是消化病学领域里程碑式的进展,发现者也获得了诺贝尔生理学或医学奖。幽门螺杆菌被认为是胃癌的重要危险因素,在多个阶段参与胃癌的发生,所以幽门螺杆菌阳性人群患胃癌的风险高于阴性人群,最好去正规医院的消化科进行根治。慢性萎缩性胃炎、肠上皮化生等都明确是癌前病变,患有这些疾病的人群也要注意了,定期复查,检测疾病变化。

饮食习惯不良的人群

现在人们的物质生活较为丰富,早已告别过去追求温饱的年代。随之而来的则是一些朋友在饮食上的"放飞自我",形成了一些不好的饮食习惯。烧烤一直以来深受大众喜爱,如果能配上啤酒就再好不过了,实际上肉类在烟熏火烤过程中经不完全燃烧,可能会形成致癌物质;腌制食物有着广阔的市场,然而腌制过程形成的亚硝酸盐也是危险的致癌物质;爱吃烫食、吃非常咸的食物、缺少新鲜蔬菜、水果的摄入,都是不好的饮食习惯,可能增加胃病甚至胃癌风险。所以,有这些饮食习惯的人群都属于胃癌的高危人群,建议在体检时增加胃镜检查,排除相关胃部疾病。

40 岁以上,吸烟的男性

胃癌的发病集中于 40 岁以上人群,而且男性发病率高于女性,同时吸烟也增加了胃癌的发病风险,所以 40 岁以上烟不离手的男同志们要注意了,你们被胃癌"盯上"的可能性比其他人高,最好戒烟限酒,关注自己的消化道健康。

有胃癌家族史的人群

部分胃癌有一定的家族聚集性倾向,所以有胃癌家族史的人,尤其是胃癌患者的一级亲属,发病率要高于普通人群,当然里面还掺杂了共同生活的家人，可能有相同的不良饮食习惯的影响，导致家族聚集性发病。家族史是胃癌的危险因素，这些人也属于高危人群。

💬 其他情况

此外，生活不规律、日常工作压力过大、经常熬夜、经常服用止痛片等情况都会增加胃癌的发生风险，所以保持良好的心态和健康的生活习惯十分重要。以上提到的高危人群都建议定期体检，一个小小的胃镜检查就可以增加胃癌的检查率，做到早诊早治。

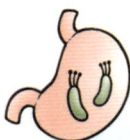

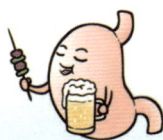

幽门螺杆菌感染   饮食习惯不良   40 岁以上吸烟男性

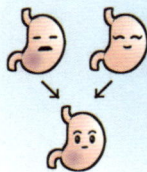

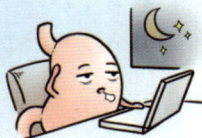

有胃癌家族史   熬夜、压力大等其他情况

胃癌高危人群

诊断

十八般武艺各有千秋.

　　胃癌可以通过结合临床症状、体征以及相应检查手段来确诊,相信很多朋友都有疑问,为什么做了胃镜发现了胃癌还要做 CT 增强扫描,甚至有时候还要做磁共振,更严重的时候医生还建议做全身 PET/CT 检查,这些检查都有什么作用? 又有什么差别? 做胃镜那么痛苦,我很害怕,有没有痛苦小一些的检查方式? 这一章你将会得到答案。

中晚期胃癌的临床表现

由于胃癌在早期并没有太典型的症状，因此非常容易被人们忽视，直到胃癌进入中晚期出现诸多症状后才会前往医院就医。虽说这时的胃癌已不是早期，但仍然有很大的治疗机会和可能，因此及时识别中晚期胃癌的可能症状非常有意义。下面就将一些胃癌中晚期的临床表现进行总结，并予以介绍。

疼痛——肿瘤进展侵犯神经所引起的常见症状

胃癌进入中晚期的重要标志是肿瘤在胃壁的侵犯加深，可以侵犯到胃壁外，引起淋巴结转移甚至远处器官转移。肿瘤进展会更严重地侵犯胃壁内的神经，导致胃内的烧灼痛感加重，较大的肿瘤会对胃自身的蠕动产生较大影响，可以引起更严重的上腹部绞痛，而胃排空的功能障碍也会使腹部的饱胀感升级为严重胀痛。

另外，肿瘤可能侵犯到胃壁以外的腹腔器官、组织、淋巴结、神经以及腹壁，引起腹部大范围的疼痛。例如，胃癌侵透胃后壁后可能影响到后腹膜的神经、肌肉等，引起严重的腰背部疼痛；胃癌可以造成腹膜和腹壁转移，引起腹壁的疼痛；胃癌细胞会脱落到盆腔造成种植转移，引起下腹部的疼痛。

更严重的是，如果胃癌出现了全身的骨转移，则会引起该处的骨性疼痛,甚至出现病理性骨折。

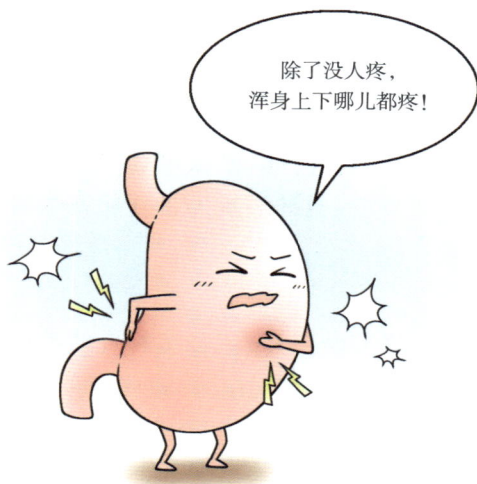

出血——肿瘤进展侵犯血管所致

肿瘤在不断进展过程中,表面的肿瘤组织会因为血供不足出现坏死、脱落等情况,这就可能导致肿瘤表面出血。因胃癌的进展是向胃壁深层不断侵犯,而胃壁又是血运极为丰富的部位,如果侵蚀至胃壁的血管造成破裂,就会导致严重的胃出血。胃出血所引起的具体症状要根据出血的量和速度来决定。当出血量少时,可能肉眼无法发现大便异常,仅能通过大便潜血试验来判断是否有出血;当出血量稍多,血液经过消化道内的化学作用后,就会出现黑便甚至柏油样大便;当出血量增多,而且出血速度加快时,导致胃内积血迅速增多,就可能发生呕血等情况,此时可以伴随出现心慌、头晕、口渴、血压下降等休克的表现。

梗阻——增大的肿瘤阻塞胃的出入口

胃癌进入中晚期后,增大的肿瘤可能会堵塞胃的进出口通道,引起不同程度的上消化道梗阻。

如果肿瘤位于胃的贲门部,则会堵塞胃的入口,使食管内的食物无法顺利进入胃腔,具体表现为进食后吞咽困难,胸骨后的哽噎感逐步加重。

如果肿瘤位于胃的幽门部,则会堵塞胃的出口,这样会引起进食后上腹部的饱胀感,逐步引起胃扩张,导致恶心、呕吐。呕吐物多为在胃内停留过久的隔夜宿食,伴有严重的腐败酸臭味。

穿孔——肿瘤破坏胃壁所致

近些年来随着抑酸药物的进步,单纯因为胃溃疡引起消化道穿孔的发病率已经非常低了。但胃癌的发展不会受抑酸药物的干扰,如果肿瘤侵透胃壁后,肿瘤中心部位一旦坏死则会引起胃穿孔的发生。表现为突发剧烈的上腹部刀割样疼痛,疼痛可以迅速波及全腹腔,伴有发热、恶心、呕吐等一系列症状。如果长期有胃部不适,规律应用抑酸药物不缓解并且出现急性上腹痛,则要高度怀疑胃癌穿孔的可能,这种情况需要及时就医,甚至需要急诊手术处理。

消瘦——进食减少,肿瘤消耗

中晚期胃癌的诸多不适症状会导致患者食欲减退,进而主动进食减少,甚至出现梗阻时无法进食的情况。人体不能摄入足够的营养物质,基本的代谢需求无法满足,出现严重的营养不良。很多胃癌患者在发现肿瘤时,才注意到自己在短短几个月内体重减少了十多斤。而且,肿瘤本身会通过竞争性地摄取体内的营养物质来满足肿瘤组织自身生长需要,这就会导致本已严重透支的身体雪上加霜。肿瘤进展到晚期时,往往会呈现出肿瘤恶病质的表现,这多提示胃癌已经进入疾病的终末期。

走出误区

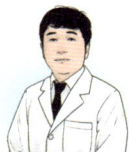

胃癌患者出现以上症状多提示肿瘤已经不是早期了,但也并不能判定为晚期。很多患者虽然症状很重,比如已经出现梗阻、出血,但可能详细检查评估后确诊肿瘤仅为中期,只要及时治疗,仍然有根治的机会。

医生提示

以上这些都是在中晚期胃癌患者中比较高发的临床表现,但也不是绝对都会出现,很多患者到了胃癌非常晚期时才有所感觉,这样就彻底错失了治疗机会。因此,单纯依靠临床表现来判断、筛查自己有无胃癌是不够准确的,还是需要定时、定期地进行体检筛查,只有这样才有可能尽早掌握病情的进展。

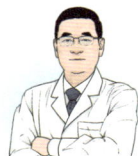

> ## 影像学检查是胃癌诊疗中必不可少的检查方法

患者经胃镜确诊胃癌后，仍需要进一步行影像学检查以便明确肿瘤的发展阶段，从而选择最佳的治疗手段。目前临床中常用的影像学检查手段包括 CT、超声、磁共振成像（MRI）及 PET/CT等。合理选择恰当的影像学检查技术是精准诊疗的前提。

PET/CT 为 18F-氟脱氧葡萄糖正电子发射计算机断层显像与计算机断层显像（positron emission tomography and computed tomography）。

💬 不同的影像学检查方法各有利弊

不同的影像学检查方法各有其优势及局限性，不存在一种可以解决任何问题的"万能"影像学检查方法。对于胃癌来说有以下几种情况。

1.CT 检查　检查速度快，组织分辨力较高，可以清晰显示肿瘤的侵犯深度，与周围血管、器官的关系，周围淋巴结的情况，以及是否伴随远处转移。

CT 是胃癌治疗前首选的影像学检查技术,但 CT 具有一定的 X 线辐射量,增强检查所用的碘对比剂有过敏的可能。

　　2.超声检查　可用于诊断胃癌是否伴有腹腔脏器或腹膜转移,以及是否伴有肠梗阻、术后腹腔游离气体等并发症,还可用于除外表浅淋巴结的转移等。但超声检查存在易受气体干扰、受检查者经验影响等局限性。

　　3.MRI 检查　软组织分辨力高,有多种成像序列,可以早期发现与明确小的肝脏转移瘤。但对于像胃这种空腔脏器,由于受呼吸与器官蠕动等运动伪影的干扰较大,成像有一定困难,多作为 CT 检查的补充。

　　4.PET/CT 检查　一次检查可以涵盖全身所有器官,对于胃癌的治疗前分期与治疗后随诊具有一定价值,但 PET/CT 辐射剂量相对较大,价格相对昂贵,不作为胃癌影像学检查的首选方法。

走出误区

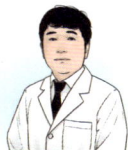

　　胃癌在治疗前常需要进行不止一种的影像学检查,不少患者对其存在困惑或不理解,希望能通过一种检查方法解决所有的临床问题,或者认为最贵的就是最好的。这些认知都是不对的。临床工作中所应用的影像学检查方法各有优缺点，并不存在一种所谓"万能"的影像学检查方法。

医生提示

1. 影像学检查是胃癌治疗前与治疗后随诊不可或缺的检查方法。

2. 不同的影像学检查技术各有优缺点，合理使用、取长补短是关键。

超声也可以用来检查胃部病变

利用常用的腹部超声探头即可检查胃部，受检者可通过口服一定剂量的饮用水或助显剂充盈胃腔，消除胃肠内气体或黏液的干扰，以清晰显示胃壁结构。

此外，超声不仅可以看到黏膜表层的病灶，同时可以观察到生长浸润至黏膜下肌层及浆膜的病灶，以及能够判断与胃毗邻组织和器官的相对位置关系，弥补胃镜检查的不足。两者互相结合，可大幅提高病灶的分辨率和检出率。

超声检查胃部前需要进行必要准备

胃属于空腔脏器,腔内含有气体及消化液等内容物,空腹时与进食后充盈时的形态、壁厚、内径均有不同,受患者体胖、病灶深度的影响,所以检查前的准备工作很重要,尽量减少气体和食物残渣的干扰,检查前一日晚餐要进食易消化的软食或素食。检查当天需要空腹,检查前一般禁食 8 小时以上。

超声检查胃部疾病的优势与劣势

胃部超声检查是一种方便、快捷、安全的方法。胃超声可实时、多次、从不同角度对胃进行扫查,并可观察胃蠕动及排空情况,适合进行筛查、长期随访与复查。然而,利用超声检查胃部也存在一定的不足之处,例如出现轻微的胃壁增厚或胃部产生微小病变时,超声很难发现并进行定性诊断。此外,若胃内含有较多气体、食物残渣时,也会对超声显示产生一定的影响。同时超声检查对操作者的依赖性比较大,胃部超声检查需要由进行过相关训练的超声医生来进行,限制了胃部超声的临床应用。

走出误区

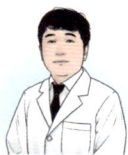

许多患者认为超声检查只能用来检查肝脏、胆囊、胰腺、脾脏等腹部实质性脏器,并不知道还能用来检查胃肠道疾病。实际上只需要饮用一定量的水或助显剂,使胃部这个空腔脏器充盈起来,超声便能够在胃部检查与胃部疾病诊断中起到重要作用。

提起胃部检查，许多人认为胃镜一般是诊断胃部疾病的"金标准"，因此可能有人会觉得胃肠超声检查是"多此一举"，其实不然。胃镜确实在胃部疾病诊断中有着举足轻重的地位，然而有些患者并不适合进行胃镜检查，如年龄较大、咽喉反射较重、不愿进行麻醉的患者，另外还有一些胃镜禁忌患者，都是不适宜进行胃镜检查的，这时超声检查就成为很好的替代与补充。

此外，即使患者已经完成胃镜检查，在发现胃部肿块后仍可建议行超声检查。这是因为胃镜检查只能直观观察到黏膜及腔内病灶，此时可能会低估病灶的范围和严重程度。就好比一座冰山，黏膜就是水面，胃镜只能看到水面上的部分，而超声可以看到水面下的部分，此时超声检查的作用就得以凸显出来。

医生提示

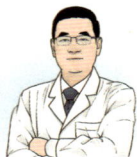

胃镜与胃超声检查所关注疾病的方面与重点不同，胃镜的优势在于分辨胃黏膜表面的颜色，性状及病变，并可进行活检，而超声检查在于观察胃黏膜的层次结构，胃功能及胃周邻近器官。两种检查方法各有利弊，可相互配合与补充，需要综合患者的自身情况进行相应的检查以便更加全面地了解

病情。同时,尽管大部分人都适合进行胃超声检查,但仍需要严格掌握其适应证与禁忌证。

💬 CT 检查是胃癌分期的首选影像学检查方法

胃镜都做了,病理也取了,诊断已经明确了,为什么还要做CT 呢?

胃癌的治疗方案有多种,不同的治疗方案对应不同的适应证,其在很大程度上取决于肿瘤的分期。通俗来说,也就是胃癌向胃壁深部浸润的情况,对周围组织、器官的侵犯情况,有没有淋巴结、远处器官的转移等。胃镜虽然可以直观地发现病变并取得病理,但不能提供这些可能影响临床治疗决策的重要信息。CT 是首选的胃癌分期检查方法,它可以提供一个宏观的视角,同步监测肿瘤的浸润深度、侵犯范围、是否发生转移,以提供胃癌分期,帮助制定最佳的治疗方案。

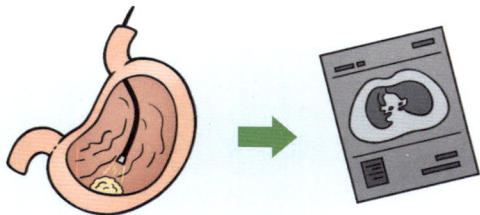

1.胃镜检查　　　　　2.CT 检查

适量的 CT 检查所接受的辐射剂量在安全范围内

CT 检查主要是利用 X 线穿透人体的一种显像,有一定的放射剂量。但只要所接受的总辐射量控制在安全数值内,对人体就是安全的。一个人每年接受的天然辐射剂量总和约为 2mSv;乘坐 20 小时飞机的辐射剂量为 0.1mSv;过地铁安检时,每年辐射的剂量总和 < 0.01mSv。我国的放射防护标准规定放射工作人员每年剂量限值是 50mSv;5 年内每年接受的平均辐射上限是 20mSv。因此,短时间内合理次数的 CT 检查对人体的辐射量是在安全范围内的。

良好的检查前准备有助于获得高质量的 CT 图像

作为空腔脏器,空腹状态下胃黏膜皱襞迂曲、皱缩,肌层张力高且存在蠕动波,可导致胃壁厚,形态不固定,存在胃壁生理皱缩与癌性胃壁增厚的鉴别困难,同时病变较小时也容易导致漏诊。所以在胃部 CT 检查前需要做一定的准备,规范合理的检查前准备包括:①禁食 6 ~ 8 小时;②必要时在检查前 30 分钟肌内注射低张药物(有禁忌证者除外);③检查前 10 分钟口服阴性造影剂(多推荐 500 ~ 800 毫升温水或吞服产气粉)。这些准备有利于肿瘤的清晰显示,提高 CT 检查对病变临床分期的准确性。

条件许可时,建议行 CT 增强扫描

在无禁忌证的情况下,建议进行 CT 增强扫描,进行肿瘤分期的评价,以实施更精准的疗前分期与治疗方案的拟定。CT 增

强扫描所用的对比剂为碘对比剂,具有一定的应用禁忌证,使用前需由专业人员严格评估。

走出误区

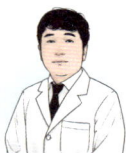

部分患者认为胃镜检查已经确诊了胃癌,就不需要再进行其他检查,直接手术切除就可以了。但是,随着精准医学的发展,不同期别、不同发展阶段的胃癌有其不同的最佳治疗手段,同时还需要结合患者身体状况、既往病史等情况综合考虑。这些均需要进一步的检查来明确。

医生提示

1.胃镜检查确诊胃癌后仍需要进一步行 CT 检查,明确肿瘤的发展阶段,以帮助临床医生选择最佳的治疗方案。

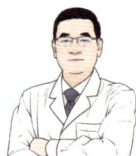

2.常规情况下建议行 CT 增强扫描,但需要经专业人士评估是否适合应用 CT 对比剂。

胃癌的 MRI 检查是一种有效的替代方法

MRI 检查尚不作为胃癌定性与术前评估的首选检查方法

MRI 检查目前尚不作为胃癌定性与术前评估的首选检查手段，但是，当不能进行 CT 增强扫描时，或希望治疗前评估肿瘤内部成分或肿瘤活性时，或较小的肝脏病灶不能明确是否为转移时，可考虑行 MRI 检查。

良好的检查前准备有助于获得高质量图像

胃是一个蠕动的空腔脏器，要显示胃的解剖结构及胃周情况，必须满足空腹、减少蠕动和充盈扩张 3 个基本条件。检查前患者需要禁食水 6 ～ 12 个小时，并对患者进行耐心细致的屏气训练，肌内注射解痉剂并口服胃腔对比剂，以排空胃内的潴留物、扩张胃腔并抑制胃肠蠕动，减少运动伪影。

MRI 检查在胃癌检查中的优劣势

MRI 检查具有良好的软组织分辨力且无电离辐射的优势。MRI 检查在胃癌诊断中具有与 CT 检查相似的诊断价值，因而对于 CT 对比剂过敏的患者，MRI 是一种有效的替代检查方法。MRI 在胃癌诊断中也存在明显的局限性，包括运动伪影、缺乏合适的口服对比剂、检查时间长等。

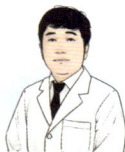

有些患者认为 MRI 比 CT 高级,一定比 CT 显示肿瘤情况更清楚,这个想法是不对的。胃癌的首选影像学检查方法是 CT 增强扫描。由于受到呼吸或器官蠕动等运动伪影的干扰,MRI 并不作为胃癌的常规检查手段,只有当不能进行 CT 增强扫描时,或怀疑肝转移而 CT 不能明确诊断时,或需要除外有无脑转移时,才需要行 MRI 检查来进一步明确,并且多数情况下需要进行增强 MRI 检查。

1.MRI 检查并非胃癌的常规影像学检查手段,而是作为 CT 检查的补充或替代。

2.CT 检查不能明确有无肝转移时,建议行腹部增强 MRI 检查。

3.临床需要除外有无脑转移时,建议行头颅增强 MRI 检查。

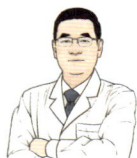

PET/CT 为胃癌的补充检查方法

18F-氟脱氧葡萄糖（18F-Fluorodeoxyglucose，18F-FDG）正电子发射计算机断层显像与计算机断层显像（positron emission tomography and computed tomography，PET/CT）通过单次采集全身显影图像，既具有解剖结构上精准形态影像学的优势，又能呈现组织器官的代谢活性和受体的功能分布，可以作为胃癌疗前分期与疗后随诊的补充检查手段。

PET/CT 检查前需进行适当的准备

一般要求检查前禁食 6 小时以上，空腹血糖 ≤ 8.0mmoL/L，静脉注射 18F-氟脱氧葡萄糖 5 ~ 10mCi（4.5 ~ 5.0 MBq/kg），安静休息约 60 分钟后口服 500 毫升水，适当充盈胃部并排空膀胱，于注射后 1 小时和 2 小时分别行 PET/CT 早期和延迟显像。

PET/CT 检查的优劣势

PET/CT 检查可以评估胃癌原发肿瘤的活性、恶性程度以及大致侵犯深度。对于 CT 与 MRI 检查不能诊断的淋巴结性质，可以进一步明确是否为转移淋巴结，其对淋巴结评价的准确性优于 CT 与 MRI 检查。同时由于 PET/CT 检查一次可以完成对全身所有部位的检查，因此可以对胃癌进行精准的疗前分期，有利于最佳治疗方案的拟定。对于治疗中随诊的患者，PET/CT 检查对早期发现与明确肿瘤复发或转移具有一定的价值。同时，PET/CT 检查也存在一定的局限性，其为全身检查，X 线剂量要高于 CT 检查，同时所用的对比剂具有一定的放射性，检查完毕后应尽量多饮水以加速其排出体外。PET/CT 检查时间较长，一次检查需要 1 ~ 2 小时；检查费用昂贵，需要严格掌握其适应证，可以作为 CT 或 MRI 检查的补充检查手段。

走出误区

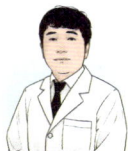

有些患者认为 PET/CT 检查是最高级的检查技术，虽然价格昂贵，但一次检查能解决所有问题，可以省去其他检查，做到"一劳永逸"。但是，影像学检查方法没有"高级"与"不高级"之分，只有合适与不合适。PET/CT 检查并非胃癌的首选影像检查方法，而是作为 CT 或 MRI 检查的有效补充。

医生提示

尽管 PET/CT 检查辐射剂量相对于常规 CT 检查要大一些，价格也比较昂贵，但在必要的情况下可以为临床诊疗提供独特的重要信息。"两利相权取其重，两害相权取其轻"，掌握合适的适应证，才能充分发挥不同影像学检查技术的最大价值。

胃镜检查和活检是确诊胃癌首选的检查手段

近些年来，随着"大健康"的概念深入人心，大家对于健康越来越关注。随着生活水平不断提高，饮食越来越丰富，胃的负担也越来越重。虽然大部分用人单位会安排定期的体检，但体检项目通常比较简单。大家以为抽血、拍胸片、做 B 超就是体检，并没有针对胃做进一步的检查。很多胃病就这样被忽视了，直到胃癌出现了症状，就诊时已不再是早期。

胃镜是什么

胃镜自发明以来已有约 200 年的历史。它是通过一根携带镜头的细长软管从口腔或者鼻孔进入，通过咽喉、食管最终进入胃腔内，对胃、食管及十二指肠进行检查的一种诊断技术，可以查看是否存在炎症、溃疡、息肉、癌症等病变。

胃镜不仅具有放大作用还有不同波长的光源转换系统，借此，医生可以对上消化道疾病直观、准确地进行判断。同时，胃镜还可对可疑病变部位进行病理活检及细胞学检查，以进一步明确诊断。对消化道早期癌症、息肉及上消化道出血等还可以进行胃镜下治疗，痛苦小、效果好。

💬 什么样的人需要做胃镜

有上消化道症状，包括上腹不适、胀、痛、烧心（胃灼热）及反酸、嗳气及贫血等；需要定期随访的病变，如溃疡病、萎缩性胃炎、癌前病变等；以及具有高危因素（家族史、幽门螺杆菌感染、食管癌、居住于胃癌高发区）的人群需要重点关注。

胃镜联合活检是胃癌最为有效的筛查手段，我们通常建议40岁以上人群开始进行胃癌筛查，而对于有高危因素的人群，应当在35岁以后或者有长期消化道症状时，自主进行胃镜筛查。

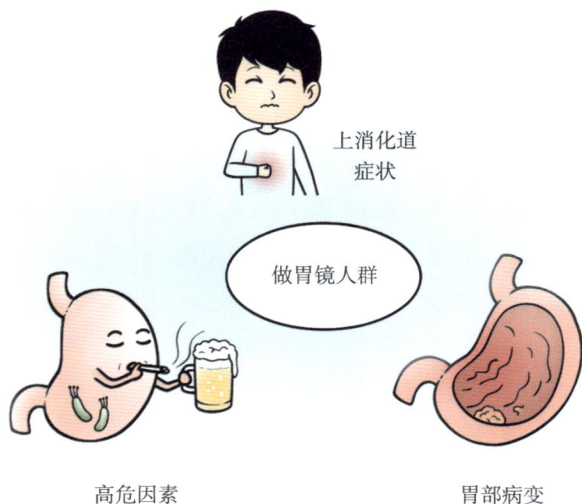

上消化道症状

做胃镜人群

高危因素

胃部病变

💬 做胃镜检查需要注意什么

检查前至少禁食、禁水8小时，因为食物不但易影响医生的诊断,而且易促发受检者出现恶心、呕吐。当胃镜进入口腔时,应全身放松,做吞咽动作,使胃镜顺利通过喉咙进入食管。在做检查时,不要做吞咽动作,而改成鼻子吸气,口中缓缓吐气,以便检查顺利完成。如果感觉疼痛不适,请向医护人员打手势,千万不要抓住管子。

做胃镜很痛苦怎么办

当一根小拇指粗细的管子从我们的口腔一直插到胃里时,肯定会有一些不舒服,尤其是通过咽部时会有憋气、哽噎感,进入胃腔后,上下转动胃镜时会让人觉得恶心、想吐。不过随着医学技术的发展,胃镜检查给人们带来的痛苦已越来越小。现在,还有一种超细胃镜,可以通过鼻孔进入消化道,对于咽喉的刺激特别小。如果您对这些不适症状的耐受性很差,还可以选择一些特殊的内镜检查方式,包括无痛胃镜、胶囊胃镜、磁力胃镜等,其中无痛胃镜最为常用。

【知识扩展　了解胃镜】

确诊胃癌首选它——放大胃镜

无论是早期胃癌,还是进展期胃癌,胃镜是胃癌诊断中最为直观的检查工具。进展期胃癌多为隆起、溃疡或弥漫浸润型的肿块,胃镜检查容易发现并作出判断。而早期胃癌通常没有症状或症状不明显,早期胃癌在胃镜下的形态有时也容易忽略或不好作出判断。放大胃镜是一种可以对病变实时进行近距离、全方位仔细观察的显微镜,通过放大胃镜的观察可以了解病变的细微变化,为医生判断病变是否为肿瘤提供依据。

与普通胃镜不同的是,放大胃镜的前端有一个变焦镜头,医生通过控制操作部的按钮实现放大观察,结合显示器的放大作用,可以使观察目标放大近百倍。随着认知的提高和经验的积累,内镜医生通过胃镜下放大观察就可以识别并诊断早期胃癌。也就是,即使不取活检,内镜医生也可以通过放大内镜作出较为准确的判断,这种诊断的准确性随着放大胃镜的出现而逐步提高。

早期胃癌通常需要和一些良性疾病进行鉴别诊断,因为通过常规胃镜观察有时候不好判断或者判断不准确,这时应用放大胃镜对病变进行近距离放大观察,就可以显示出早期胃癌的细微结构,比如病变有没有边界、是否存在胃癌特征性的腺体结构(表面微结构)或者血管结构(表面微血管)。如果病变相对于周边出现了清晰的分界线,并存在不规则的表面微结构和 / 或不规则的微血管结构,那么内镜医生基本就会认定病变是早期胃癌。而且,通过放大胃镜观察后,内镜医生也可以了解病变最严重的区域,从而可以进行精准的靶向活检。通过内镜观察了解病变的大体形态和性质,通过活检获取的组织进行病理检测,这样就可以对胃癌进行确诊了。

除此之外,通过放大胃镜观察胃内的良性病变也有助于明确诊断,比如慢性胃炎是否是萎缩性、有没有合并肠上皮化生,萎缩和肠上皮化生在放大胃镜下都有特征性表现；比如胃息肉到底是增生性息肉还是肿瘤性息肉，放大胃镜下也都表现不同。因此，放大胃镜的出现为内镜医生提供了更多的诊断信息，通过这些细微改变可以作出和活检病理相近的诊断。

早期胃癌通常不像中晚期胃癌那样存在显而易见的隆起或凹陷，因此现有的影像学检查手段，如造影、CT 等检查往往容易出现漏诊。目前，在临床上早期胃癌也没有十分敏感的肿瘤标志物，通过血液化验无法对早期胃癌作出判断。因此，放大胃镜是识别、发现和确诊早期胃癌的首选检查方法。

胶囊内镜

胶囊内镜检查是通过吞服一粒带有自动拍照功能的胶囊来完成的，胶囊内镜一般带有 1 个或 2 个摄像头，摄像头按照程序每秒拍摄固定数量的照片，通过重力和消化道的蠕动在消化道内进行游走，之后通过连在身体表面的记录仪，将拍摄的图片记录下来，最后内镜医生对拍摄的图片进行判断识别。

进行胶囊内镜检查前需要服用泻药清洁肠道，胶囊内镜一般 1～3 天就会随粪便排除。需要指出的是，胶囊内镜多是针对小肠的检查，多用于检查小肠是否存在病变，是传统胃镜检查的补充。当然，随着检查设备的逐步发展，出现了可以对食管和胃进行检查的新型胶囊内镜，比如，磁控胶囊胃镜随水吞服，检查者通过喝水使胃腔膨胀充盈，通过特定的检查台对磁控胶囊进行控制,使胶囊内镜像一个受人控制的小潜艇在胃里进行游走观察,从而对胃进行全面体检。

医生提示

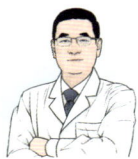

　　单纯进行食管、胃和十二指肠检查还是首选胃镜检查,胶囊内镜可以对上述部位进行观察,但是仍然无法替代胃镜。胃镜可以主动对病灶进行观察,而且如果使用放大胃镜,还可以对病变进行实时放大观察,以判断病变的良恶性。除此之外,胶囊内镜是无法进行活检的,因此胶囊内镜即使发现了病变,还是要进行胃镜检查及活检。

无痛胃镜

　　胃镜检查可能会给检查者带来不同程度的不适感,例如恶心、呕吐、恐惧等,检查者甚至畏惧胃镜检查。无痛胃镜则是通过静脉给予一定剂量的麻醉药物使检查者进入镇静、睡眠状态,从而提高了胃镜检查的舒适度、接受度。同时,胃镜检查医生可以更从容地对上消化道进行检查,也有利于发现和识别病变。无痛胃镜检查前需要由麻醉医生评估检查者接受无痛胃镜的风险。因为麻醉有一定呼吸抑制作用,如果患者存在严重的鼾症、严重的心血管疾病或过度肥胖,可能不适合接受无痛胃镜。无痛胃镜检查需要胃内清洁、无食物存留,如果既往接受过胃部手术胃排空较差者或存在引起胃潴留、上消化道出血等引起胃内容物较多者，需要更好的术前准备，否则容易出现误吸造成肺部感染等。为了使无痛胃镜安全实施，需要检查者进行良好的术前准备、麻醉医生认真评估以及检查中麻醉医生和内镜医生的良好配合。

走出误区

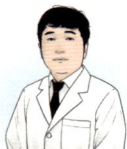

有些麻醉医生在进行无痛胃镜检查时增加了镇静镇痛药物的使用，这样做可以使检查者在保持清醒状态的同时在没有恶心、呕吐反应下进行胃镜检查，优点是让检查者配合医生，减少误吸发生等风险。所以，无痛胃镜不都是在睡眠状态下完成的。

医生提示

无痛胃镜适用于恶心、呕吐反应明显，无法耐受的胃镜检查者。一般而言，无痛胃镜是一种安全、常规的检查方法，可以为检查者带来良好的检查体验，但是毕竟麻醉和麻醉药物是存在一定风险的，检查者需要了解相应风险，签署知情同意书。

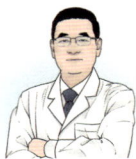

超声内镜

　　超声内镜是胃镜在前端增加了超声检查装置或通过胃镜的活检孔道将超声探头置于病变周围进行检测的设备。我们最熟悉的超声检查是通过超声探头装置检测位于皮肤下方的甲状腺或腹部里的内脏器官。超声胃镜就是集中了胃镜和超声的共同优势，既可以对病变进行直视观察，又可以对病变的回声、层次进行判断。

　　超声内镜可以显示胃壁的黏膜层、黏膜下层、固有肌层和浆膜层，因此，通过判断病变累及的层次即可知道病变的浸润深度，即 T 分期。除了浸润深度，超声内镜还可以显示纵隔、腹腔、腹膜后淋巴结是否受累，可以判断淋巴结是否存在转移及转移的数目，即 N 分期。进行超声内镜检查，还可以了解超声探测范围内肝脏、肾脏是否存在转移，即 M 分期。

　　除此之外，超声内镜还可以帮助医生判断病变的性质，如黏膜下隆起通常无法进行活检，但通过超声内镜可以判断隆起的回声和起源层次，平滑肌瘤、间质瘤、异位胰腺这些常见的黏膜下隆起通过超声内镜就可以初步判断病变性质。当病变性质无法判断且无法活检时，可以进行超声内镜引导下细针穿刺活检，获取组织进行病理检测。

　　皮革胃是一种呈浸润性生长的胃癌，当其表面不存在糜烂、溃疡时，有些患者无法通过活检明确诊断，这时可以通过超声内镜引导下的穿刺进行取样以判断病变性质。黏膜下隆起通常无法通过常规活检明确诊断，当需要在术前进行病理诊断时，就可以通过在超声内镜引导下穿刺来获取组织进行病理检测,如发生转移的间质瘤无法直接进行手术,可以通过穿刺获取组织,进行性质判断和免疫组化等以指导治疗方案的制定。

走出误区

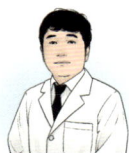

不是所有的黏膜下隆起都需要进行超声内镜引导下穿刺活检。如一些良性病变(如异位胰腺、囊肿)和较小的间质瘤是不需要进行穿刺活检的。

医生提示

超声内镜对于胃癌 TNM 分期的判断属于临床 TNM 分期,最终诊断还是要依靠手术后的病理进行判定。超声内镜的优势在于对 T 分期和 N 分期的判断,因为超声内镜仅能显示探头探及范围内的淋巴结和器官转移情况,因此在临床工作中对于肿瘤分期的判断还是要结合 CT 等影像学检查进行,如超声内镜是无法对胃癌肺转移患者的肺部转移灶进行显示的。

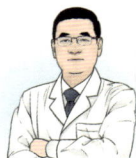

胃镜报告一般包括三个部分：①检查者的一般信息；②胃镜所见和胃镜诊断；③另外有些报告会包括活检病理诊断结果。

一般信息 包括患者姓名、性别、年龄、就诊号、检查时间等。

胃镜所见 是对胃镜检查发现的情况进行详尽描述，包括食管、食管胃交界、贲门、胃底、胃体、胃窦、幽门、十二指肠球部及降部各个部位的所见，通过文字予以仔细的描述和记录。比如，萎缩性胃炎会描述为萎缩的部位、萎缩的形态，如黏膜变薄、发白，黏膜下血管透见等。

胃镜诊断 是内镜医生对胃镜检查所见的临床判断，如慢性胃炎是非萎缩性还是萎缩性、有无合并肠上皮化生、有无幽门螺杆菌感染、胃息肉是肿瘤性还是非肿瘤性的等，有时胃镜诊断还包括治疗及随访建议，如"胃底腺息肉，建议随诊""Hp（+++）、建议抗 Hp 治疗"等。

胃底腺息肉是增生性且不易癌变，如果病变不大、数目不多，医生就会建议定期复查，这时检查者就不必过分担心。如果检查者存在幽门螺杆菌感染，需要到门诊进行进一步诊治。

胃癌的胃镜所见主要用于描述病变存在的部位，病变的形态（早期胃癌多是表浅型，中晚期胃癌多是溃疡型、隆起型或弥漫浸润型），病变的性质（颜色、结构、是否合并糜烂、溃疡、出血等），病变处胃壁的柔软度及变形情况（如柔软、僵硬、蠕动消失、胃腔皱缩狭窄等），活检块数等。胃癌的胃镜诊断主要描述最终判定结果和病变的累及范围，如早期胃癌，病变位于胃窦小弯侧。

医生提示

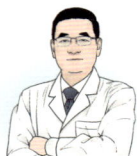

胃镜诊断是内镜医生结合胃镜所见作出的临床判断，最终诊断有时还需要结合活检病理、影像学检查甚至定期随访才能明确。另外，关于诊断内容也会因人而异，比如做了快速尿素酶检测的报告中才会出现有无幽门螺杆菌的判断。建议检查者拿到报告后在门诊与医生沟通了解，避免自己对检查结果出现误解。

病理诊断是确诊胃癌的"金标准"

病理诊断就是将从患者身上取下来的标本（小到体液中的细胞涂片，大到手术的器官切除标本）制作成玻璃切片，通过在显微镜下观察分析得出结论。由于病理诊断是对样本最直接的观察，所以病理诊断被认为是多种疾病尤其是癌症诊断的"金标准"。病理检查准确性高，而且价格较为经济，因此在临床工作中无论是什么样的肿瘤，都应该进行病理检查。

病理检查是怎样进行的呢？

临床医生通过冲洗、活检、穿刺、手术等方式获得患者的组织新鲜样本，送到病理科，通过固定、取材等一系列步骤，将标本制作成可以长期保存的蜡块。没错！就是用类似蜡烛一样的石蜡封存的方块。后续的病理检查需要通过在这些蜡块上像切面包片（但是薄到只有几微米）一样切出薄片，贴在玻璃片上进行染色，就制作成了显微镜下能直接观察的切片。这些珍贵的蜡块和切片是诊治过程中重要的资料之一，一般会由病理科长期保存。

我们知道，影像学检查是通过射线下的"黑白"来间接观察病变，那么病理检查则是通过显微镜下组织染色后的"美丑"来直接观察病变。肿瘤病理有两个比较重要的概念，一个是"分化"，一个是"异型性"。通俗来说，"分化"就是长得仪表堂堂，"异型性"就是长得獐头鼠目——比如"低分化""异型性明显"之类的描述往往用来表达一个肿瘤恶性程度比较高。

病理医师经过长期培训，能够通过这样的"美丑"和其他一些显微镜下的特点判断其是不是肿瘤，是什么肿瘤，肿瘤是早期还是晚期，肿瘤的恶性程度怎么样等。

病理检查伴随肿瘤诊治的全过程,可以简单分为术前、术中和术后三种。

别样的"管中窥豹" ——术前病理检查

术前或者治疗前的病理检查主要解决的问题是"用不用治,要怎么治"。对于发现的病变,大家最关心的问题就是到底是良性还是恶性,比如一个溃疡病变究竟是良性的胃溃疡还是溃疡型的胃癌。另外,大家都知道肿瘤的治疗方式主要有内科治疗、外科治疗和放射治疗三种,对于不同性质的肿瘤,治疗方案也是大相径庭的,有些胃癌适合先做化疗再做手术,有些胃癌适合直接手术,而有些胃癌则不适合做手术。

病理检查是术前最能明确回答这些问题的检查方式,换句话说,对于大多数肿瘤而言,病理检查是确诊的"金标准"。

当然,术前病理检查也存在局限性。一方面,由于样本比较小(取样本时避免引起病变播散)可能会与术后的结果有出入;另一方面,也可能存在取样没有取到病变组织,需要多次取样的情况。

手术中的"灯塔" ——术中病理检查

术中病理又称"冰冻快速病理",它主要解决的是手术范围

"做得够不够"的问题。在手术进行过程中,通过特殊的低温技术在尽可能短的时间内(30分钟,而不是常规病理的1～3天)对手术送检标本制作切片,最终作出病理诊断,诊断结果可能会影响手术的切除范围。

一般来说,胃癌的术中病理可能会送检手术切缘(是不是已经切干净了)、可疑淋巴结(决定清扫区域)、腹腔内的可疑病灶(有没有其他转移)等,这些问题肉眼直接观察是不容易确定的,需要借助显微镜才能明确。毫无疑问,这些问题的结果会直接影响手术方式和结果,术中快速病理就像外科医生手术时的"灯塔",提示术者哪里有"暗礁"的危险,哪里才是"安全港"。

··· 一锤定音——术后病理检查

术后病理是对手术标本进行系统、全面地评估之后作出的最终诊断,是最终的也是最重要的病理结果,在肿瘤的诊断中起着一锤定音的作用,决定着患者术后还需不需要治疗、需要怎样治疗以及生存情况如何等。

术后病理中有两个重要内容,回答了"到底是什么病"和"这病严重吗"的问题。一个是肿瘤的病理类型,可以通俗地理解为肿瘤的"兵种":有的肿瘤可能是"步兵",行军速度不会太快;有的肿瘤可能是"游击队",喜欢转移到别的阵地打游击战。另一个就是胃癌的分期,这可以理解为肿瘤的"年资":高资历的破坏力强,造成的后果也比较严重。日常生活中所提到的肿瘤"早期""晚期"在胃癌中是依据原发部位的侵犯层次(T)、淋巴结的转移数量(N)以及有没有远处转移(M)综合决定的,也就是病理报告中所提到的 TNM 分期。

胃癌病理检查的辅助诊断意义重大

随着科学技术的飞速发展,我们常常会看到类似"只要一滴血就能检测肿瘤"的广告。实际上,相对于血液检测,使用病理组织进行的辅助诊断项目具有更为广阔的应用空间。以免疫组化和分子病理检测为主的辅助诊断技术可以达到以下几个目的:①进一步明确病理诊断。②提示肿瘤的预后情况。③有利于靶向治疗和精准用药。④可以发现肿瘤是不是"遗传病"。

病理诊断的"左膀"——免疫组化

免疫组化是免疫组织化学的简称。人体内有多种多样的蛋白质,使用特定的检测试剂可以与想要检测的蛋白质发生一对一的反应,像男女相亲一样,如果产生了爱情的火花就会出现特殊的表现。通过显微镜观察特殊的着色就可以判断某种蛋白质的表达情况。

目前,常用的免疫组化项目有几十种到一百多种,一般是以英文字母缩写命名。它们主要的应用目的之一是帮助区分不同的肿瘤。并不是所有肿瘤都能通过常规病理直接作出诊断的,当显微镜下的"李逵"和"李鬼"难以辨认时,免疫组化就派上用场了。比如 AE1/AE3 蛋白,认为是上皮性来源,也就是"黏膜""癌"的标记,在胃癌中是表达的(而在间质瘤中一般不会表达)。还有一些项目可以提示肿瘤的恶性程度和预后情况,比如 Ki-67,代表肿瘤的增殖指数,数值越高说明肿瘤越活跃。

病理诊断的"右臂"——分子病理检测

分子病理检测也就是通称的"基因检测",主要是通过对血液或组织样本使用包括荧光原位杂交(FISH)、二代测序等分子检测手段,分析编码蛋白质的核酸(DNA、RNA)有无异常。分子病理具有两个显著优势,一是检测内容丰富,可以通过一次检测,检测大量的位点,就像一把"霰弹枪"可以一次打中很多目标。二是相对于在蛋白质层面进行的免疫组化检测,对基因进行的分子病理检测更能反映病变的本质特点,对于个体化治疗具有重要意义。就像没有两片树叶具有完全一样的纹路,同样是胃癌,即使在显微镜下的表现类似,但其本质特点也可能大相径庭。有的可能会遗传,有的可能对特殊的药物治疗有很好的效果,这就需要通过分子检测揭开神秘的面纱。当然,随着新技术的发展,蛋白质组学、循环肿瘤细胞检测等多种非核酸层面的技术应用更加丰富了分子病理检测的内涵。

在胃癌中，分子病理检测主要用于药物靶点检测和遗传性检测。

💬 百步穿杨——药物靶点检测

肿瘤的药物治疗包括化学治疗、靶向治疗以及新兴的免疫治疗等。靶向治疗，顾名思义，是对于肿瘤某个特殊的"靶点"进行精确打击，从而杀伤肿瘤的治疗方式。相对于传统的化学治疗，靶向治疗的治疗效果更好，副作用也更小，可以取得百步穿杨般的效果，并且能够提高选择性，有效减轻患者的医疗负担。

那么，怎么才能知道什么样的肿瘤适用于靶向治疗呢？

这就需要免疫组化和分子检测出场了。比如，以曲妥珠单抗为代表的人表皮生长因子受体-2（HER-2）靶向药是胃癌中获批比较早的靶向药物，适用于免疫组化检测显示 HER-2 过度表达或经分子检测显示 HER-2 扩增的胃癌。所以，精准的个体化治疗离不开病理检测的辅助。

除了靶向治疗，以 PD-L1 抑制剂为主的免疫治疗也需要进行相关的辅助检测（比如免疫组化检测 PD-L1 表达情况及分子检测肿瘤突变负荷等）来决定是否有必要用药。

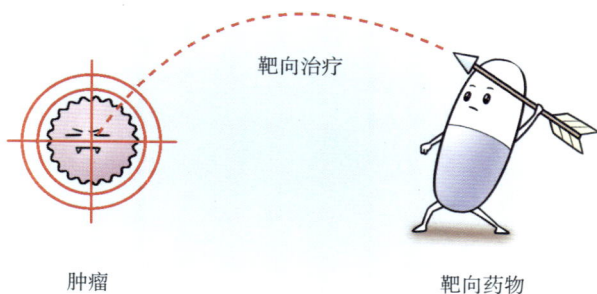

靶向治疗

肿瘤　　　　　　　　　　　　　　　　　靶向药物

💬 早发现、早干预——遗传性检测

　　肿瘤会不会遗传是很多患者非常关心的话题。大部分胃癌是散发的，不具有明确的家族性综合征，一部分具有家族聚集倾向但没有明确的综合征，确实也有少部分胃癌有明确的家族遗传性，比如遗传性弥漫性癌和林奇综合征。

　　胃癌的遗传性检测主要是检测是否为林奇综合征。林奇综合征患者的结直肠癌、子宫内膜癌和胃癌的患病风险显著增高，而且发病年龄较小。如果早期发现这样的家系，应对尚未发病的成员进行密切随诊和及时处理，可以在一定程度上减缓疾病的进展。病理上可以对患者肿瘤组织的错配修复蛋白进行免疫组化检测，也可以进一步对患者进行分子上的微卫星稳定性检测，最终结合患者的家族史，就可以明确是否为林奇综合征。遗传性检测对于肿瘤的早诊早治是非常重要的。

治疗

最适合的才是最好的!

胃癌的治疗方法繁多,手术治疗、化疗、放疗、靶向治疗、免疫治疗、中医中药治疗、营养支持治疗等,究竟哪种治疗方式最好?

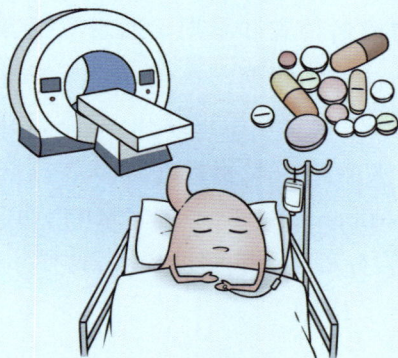

多数患者害怕手术,又不愿意接受化疗,想寻找让患者痛苦小,效果好的良药,这何尝不是每一位肿瘤科医生苦苦追求的治疗方式。理想和现实总是有很大差距,对于个体而言,究竟哪一种治疗方式最佳,这就是我们所提倡的个体化治疗。同一种病具体治疗策略不同,医生会根据患者的具体情况来个体化考虑,遵循诊疗规范、参考临床经验、结合患者意愿,为患者选择合适的精准方案进行人性化治疗。

确诊胃癌后要科学就医

早、中晚期胃癌的治疗策略

胃癌分期可分为Ⅰ、Ⅱ、Ⅲ、Ⅳ期，Ⅰ期最早，Ⅳ期最晚。我们常说的早期胃癌仅指Ⅰ期，其余均为中晚期胃癌（又称"进展期胃癌"）。遗憾的是，早期胃癌通常没有典型症状，部分患者有上腹部不适、消化不良等，这些症状极易被忽视而延误诊断。目前我国胃癌的筛查和早期诊断现状不容乐观，胃癌患者确诊时Ⅰ期仅占4.1%、Ⅳ期却高达42.4%，早期胃癌患者首选手术，进展期胃癌患者除非出现穿孔、出血、梗阻等严重并发症须立即手术外，大多数需要积极参加多学科联合会诊（multidisciplinary treatment，MDT）。通过MDT，可以给医生充分了解患者身体状况、分析肿瘤病情的机会，这样才能为患者量身打造一套科学的治疗方案。

胃癌的治疗方法

胃癌治疗应坚持多学科协作、个体化综合治疗的原则。

早期且无淋巴结转移的胃癌，可根据肿瘤侵犯深度，考虑内镜下治疗或手术治疗，术后无须辅助放疗或化疗。

局部进展期胃癌或伴有淋巴结转移的早期胃癌,应当采取以手术为主的综合治疗手段。根据肿瘤侵犯深度及是否伴有淋巴结转移,可考虑直接行根治性手术或术前先行新辅助化疗,再考虑进行根治性手术。

成功实施根治性手术的局部进展期胃癌,需要根据术后病理分期决定辅助治疗方案。

复发性或转移性胃癌,应当采取以药物治疗为主的综合治疗手段,在恰当的时机给予姑息性手术治疗、放疗、介入治疗、射频治疗等局部治疗方式,同时也应当积极给予止痛、支架置入、营养支持等最佳支持治疗。

走出误区

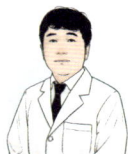

很多患者在确诊胃癌后十分心急,为了尽快治疗,有病乱投医,接受不正规的治疗,或听信谣言,相信了一些谎称任何时期的癌症都能治疗的"祖传偏方",因而延误了病情。

医生提示

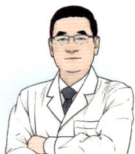

确诊胃癌后的第一次诊疗,就是首诊首治,首诊首治对胃癌患者非常关键。不规范的首诊首治,可能会刺激肿瘤细胞生长,诱导肿瘤细胞耐药,加大后续的治疗难度。

如果得了胃癌,大家一定要明确两点:第一,务必到正规医院的消化肿瘤专科就诊;第二,要等医生做好充分的检查和评估后,再进行治疗决策。

手术治疗是胃癌首选的根治性治疗方式

手术治疗

外科手术是治疗肿瘤的最古老方法,到目前为止也是最主要、效果最好、可以根治肿瘤的方法。尽管治疗肿瘤的手段越来越多,但仍有 60% 以上的肿瘤以手术为主要治疗手段;90% 的肿瘤应用手术作为诊断及分期的手段。

肿瘤外科医生通过手术可治愈大部分尚未扩散的肿瘤,有时候通过手术对肿瘤进行精准诊断和分期,制定规范化、个体化的治疗方案，才能使患者获得最佳疗效并减轻痛苦，提高生活质量。手术虽说不像放疗、化疗那样敌我不分，使患者的免疫力下降，但其也有一定的缺点，如需要同时切除一些正常组织，还存在一定风险，也会出现很多并发症，有些患者术后有一定的功能障碍及后遗症。因此，得了肿瘤不一定都要手术治疗，这主要取决于肿瘤的性质、病情的早晚、患者的身体情况等。实体肿瘤如乳腺癌、肝癌、肺癌等可能需要手术治疗，而血液系统肿瘤如淋巴瘤、白血病等则不能行手术治疗。

一般肿瘤处于早期可手术治疗，但当肿瘤出现远处或者广泛转移时则不能进行手术治疗。患者的一般情况、身体状况能不能耐受手术治疗，也是需要考虑的因素。

不是所有的外科手术都是治疗肿瘤的，还可用于肿瘤的预防、诊断、重建与康复。按肿瘤手术的不同作用可分为预防性手术、诊断性手术、治疗性手术、重建与康复手术。

最常见的胃癌手术

内镜治疗

顾名思义，内镜治疗指的是通过胃镜相关技术来完成病灶的切除，包括内镜下黏膜切除术和内镜黏膜下剥离术，其优点：恢复快、并发症少、花费低。但是，只有达到以下要求的少部分患者才能通过内镜下治疗达到根治：①分化良好；②直径 ≤ 20毫米肿块型肿瘤；③直径 ≤ 10毫米凹陷型肿瘤；④不伴有溃疡；

⑤黏膜内癌。

腹腔镜手术

　　腹腔镜手术也称微创手术,俗称"打洞"手术。腹腔镜胃癌手术不仅在诊断中可作为常规检查手段的一种有效补充,在治疗中也逐渐被大家所认可。早期胃癌的腹腔镜疗效与开腹相近,且创伤小,恢复快,并发症少。但随着腹腔镜技术的逐步普及,其适应证也越来越广泛。

达芬奇机器人手术

　　达芬奇机器人微创外科手术系统是目前世界范围应用广泛的一种智能化手术平台,其本质也是一种微创手术。其所具备的三维视野及操作灵活等优点,相对于传统的腹腔镜与开腹手术,更精准、更灵活,但仍存在手术时间较长、手术费用高等不足。

传统开放手术

　　开放手术是目前临床上历史最悠久也最经典的手术方式,几乎所有可切除的胃癌(包括微创能切除的胃癌)都能够选择开放手术,如何选择手术方式,主要取决于疾病的进展情况,以下几点尤其适合开放手术:①肿瘤较大,直径大于5厘米。②肿瘤周围的淋巴结广泛融合(通俗来讲就是淋巴结粘在一起了),或者肿瘤包绕了血管。③肿瘤侵犯了周围的其他脏器,需要把胃部肿瘤和周围脏器的肿瘤一起切除。

全胃切除的影响

胃是人体的初步消化器官，它是一个容器，很少吸收营养物质。切掉的胃肯定是长不出来的，但是剩下的胃会跟"气球"一样，越吹越大。人体所需营养物质的吸收主要依靠小肠，所以即使全胃切除的患者，营养吸收也不受影响。

术后 3 个月内，少食多餐，以软质、易消化的食物为主。重点是每次进食量适当减少（尤其是术后 1 个月），种类不受限制。胃部分切除的患者 3 个月后、全胃切除的患者半年后，可以恢复正常的一日三餐。

胃癌术后恢复

胃癌术后的恢复时间要根据患者的身体状况、手术方法以及病情分期来看，并且还和是否有术后并发症以及术后是否有下一步治疗相关。

早期胃癌的恢复期最短，胃大部切除的恢复期可能会延长。

如果患者身体状况比较好，手术过程中也没有出现任何并发症，且术后不需要进行放疗或化疗等其他治疗，那么术后恢复时间相对较短，大概一两个月，患者基本就可以恢复正常的工作和生活。

如果患者身体条件比较差或年龄比较大或出现手术并发

症，恢复的时间可能需要几个月。

如果患者术后还需要进行化疗，恢复的时间则会更长一些，因为通常术后化疗就需要 2 ～ 3 个月。

💬 胃癌术前准备

外科手术是治疗胃癌的首选方法，也是目前可根治胃癌的手段。胃癌手术创伤性较大，患者恢复期较长，并发症风险较高，因此术前需要进行充分的准备。

首先，营养支持准备。因为胃癌患者多伴随营养不良，如低蛋白血症、贫血等，所以术前进行营养支持治疗非常关键，它能够保证患者有更好的手术耐受能力，促进术后组织恢复，术前可给患者进行肠内或肠外营养支持。

其次，胃肠道准备。术前进行流质饮食、肠道清洁，以及提前口服抗生素进行肠道消炎。

最后，吸烟患者需要戒烟 2 周以上，且进行肺功能锻炼，提升肺功能储备。

此外，还应做好充分的心理准备，保持较好的精神状态，以迎接手术。

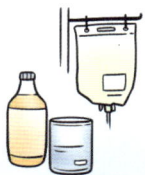
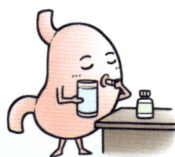

肠内外营养支持   胃肠道准备

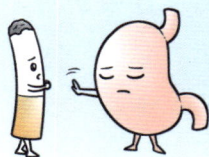
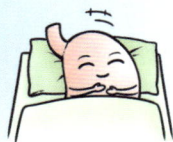

戒烟   心理准备

胃癌术前准备

💬 胃癌手术潜在并发症

大部分早期胃癌患者采取内镜下切除术，因为胃壁不是很厚，所以在操作过程中，可能造成胃壁穿孔，胃内容物、胃液等流到腹腔内，引起剧烈腹痛、腹膜炎等。

此外，由于胃是血供较为丰富的器官，所以在早期胃癌手术操作过程中，有可能在术中、术后引起出血等情况。

但这些并发症只是可能存在，并不是一定存在，所以不能因为害怕并发症而不手术，不治疗。

进展期胃癌,由于手术较大,涉及范围较广,在胃大部分切除以后,胃留下的容积明显减少,术后可能会造成营养吸收不良及消化不良等。在进展期胃癌大部分切除后,需要进行消化道重建,即保持胃肠道通畅,把胃和肠连接起来,此时出现的接口,即吻合口。如果其愈合不良,可能出现吻合口瘘,可引起腹痛、腹膜炎、发热等。所以术后要注意护理,避免并发症的出现。

💬 胃癌手术后的止痛方法

胃癌手术后疼痛是机体受到手术刺激(组织损伤)后的一种反应。

有效的术后疼痛治疗,可减轻患者痛苦,也有利于康复。推荐采用多模式镇痛方案,非甾体抗炎药(nonsteroidal antiinflammatory drugs,NSAIDs)被美国和欧洲多个国家的指南推荐为术后镇痛基础用药。多模式镇痛还包括口服对乙酰氨基酚、切口局部浸润注射罗哌卡因或联合中胸段硬膜外止痛等。

由于阿片类药物不良反应较大,包括影响胃肠功能恢复、呼吸抑制、头晕、恶心、呕吐等,应尽量避免或减少阿片类止痛药物的应用。因为不能从中获益,所以不推荐在术前给予患者阿片类药物或非选择性非甾体抗炎药。

很多胃癌患者害怕做手术,在不少人看来,手术室既神秘又冰冷。患者害怕疼痛的同时还害怕手术失败,担心术后并发症和肿瘤的复发。所以很多患者一听说要去手术室做手术,恐惧心理便油然而生。

对于胃癌这类实体肿瘤,外科手术治疗目前仍然是首选的治疗方法,因为往往肿瘤只有通过根治性切除才能达到治愈的目的,手术可以最大限度地切除体内的肿瘤。至于术式的选择,需要根据肿瘤的临床病理分期和术中探查发现,包括胃癌的部位、肿瘤大小、浸润的深度及淋巴结肿大情况来决定。在临床工作中,肿瘤的手术治疗是为了治愈,放疗、化疗只是控制肿瘤病情的发展,延长患者生命,提高生活质量。在确诊肿瘤以后,若医生建议进行手术治疗,这说明病情还不算太晚,还有治愈的希望,这时就要抓紧时间尽快手术。

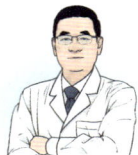

胃癌无法手术要进行
规范化药物治疗

胃癌晚期的手术治疗：仅用于极少数情况

目前手术是唯一能够治愈胃癌的手段。

并不是所有的胃癌患者都需要手术治疗，也不是所有的患者都有手术的条件，如果是晚期胃癌有远处转移的患者，手术并不能根治。如果没有外科的并发症出现，如出血、梗阻、穿孔等，这种晚期胃癌不建议进行手术治疗。

对于局部进展期的胃癌，没有远处转移，同时又有手术切除机会的这类患者，手术是最有效也是最直接的治疗方法。

对于进展期的胃癌，如果不适合马上手术，可以做围手术期治疗，即先化疗或放疗然后再手术。胃癌手术结束，并不是治疗的结束，需要加强术后护理工作，才能有助于疾病快速康复。

胃癌晚期药物治疗：化疗、靶向治疗、免疫治疗三足鼎立

晚期胃癌化疗方案在过去的 50 年间不断进展，以氟尿嘧

啶为基础的两药方案，一线治疗晚期胃癌的中位生存时间为10～13个月。靶向药物是近年来肿瘤治疗的新方向，并被证实在多种癌症的治疗过程中具有疗效，但靶向药物在胃癌的临床实践中并不顺利。在众多胃癌靶向治疗的研究中，多数不同靶点的研究均宣告失败或提前终止。值得庆幸的是，免疫治疗近几年来发展迅速，已经成为继手术治疗、放疗、化疗、靶向治疗后针对胃癌新的有效治疗手段，重新燃起胃癌晚期治疗的新希望。

晚期胃癌患者药物治疗的关键是做好排兵布阵和优化组合。在用好氟尿嘧啶类、铂类、紫杉醇、白蛋白结合型紫杉醇、伊立替康等化疗药物的同时，如何整合现有的靶向药物、免疫治疗药物，优化新老药物组合，同时进一步研发新型分子靶向药物、免疫治疗药物等，成为提高晚期胃癌疗效的关键。

胃癌的分子分型，为开展胃癌精准治疗，寻找合适的靶点提供了可能，是开启胃癌精准治疗的前提之一。目前胃癌靶向药物的研发正在如火如荼地进行中。2021年是胃癌领域取得重大突破的一年，DS8201、ARX788和RC48等全新的抗HER-2治疗ADC药物接连获批，为HER-2阳性晚期胃癌患者带来了全新的希望。其中RC48-ADC在胃癌患者中表现出具临床意义的生存获益，DS-8201和ARX788均具有出色的潜力，均已获得美国食品药品监督管理局孤儿药资格，有望为胃癌患者带来新的治疗选择。除此之外，抗血管生成靶向药物与免疫检查点抑制剂的联合治疗，在晚期胃癌综合治疗中也展示出较好运用前景。

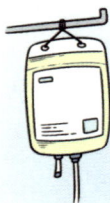

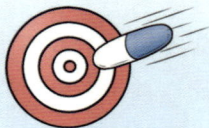

化疗药物　　　　靶向治疗药物　　　　免疫治疗药物

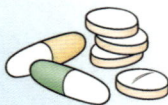

胃癌晚期药物治疗

胃癌的化疗：依然是药物治疗基石

化疗分为姑息化疗、辅助化疗和新辅助化疗及转化治疗等，应当严格掌握临床适应证，排除禁忌证，并在肿瘤内科医生的指导下施行。

化疗应当充分考虑患者的疾病分期、年龄、体力状况、治疗风险、生活质量及患者意愿等，避免治疗过度或治疗不足。及时评估化疗效果，密切监测及防治不良反应，并酌情调整药物和/或剂量，尽可能最大幅度地控制肿瘤生长，延长患者生存期，改善生活质量。

迄今为止，对于晚期胃癌的化疗仍无统一标准。相对而言，老年胃癌患者具有并发症多、对化疗耐受性差等特点，所以老年人是否可以耐受化疗，需要专业肿瘤科医生进行评估。

💬 胃癌的靶向治疗：已成药物治疗的新明星

我国目前获批的胃癌靶向药物为曲妥珠单抗和甲磺酸阿帕替尼。

曲妥珠单抗仅适用于人表皮生长因子受体-2（HER-2）过表达（免疫组化染色呈+++，或免疫组化染色呈++，且 FISH 检测呈阳性）的晚期胃或胃食管结合部腺癌患者，推荐在化疗的基础上，联合使用。

甲磺酸阿帕替尼是我国自主研发的新药，是一个高度选择 VEGFR-2 抑制剂，其主要用于晚期胃或胃食管结合部腺癌患者的三线及三线以上治疗，且患者接受甲磺酸阿帕替尼治疗时一般状况良好。

此外，全球范围内还存在雷莫芦单抗和帕姆单抗两种靶向药物。具体用药请结合临床，以医生面诊指导为准。

💬 胃癌的免疫治疗：未来药物治疗的新希望

近几年来肿瘤免疫疗法已成为肿瘤治疗领域的焦点。与直接针对肿瘤细胞的传统治疗手段不同，肿瘤免疫疗法是利用人身自身免疫系统对肿瘤进行杀伤，通过重新启动并维持肿瘤－免疫循环，恢复机体正常的抗肿瘤免疫反应，从而控制与清除肿瘤的一种治疗方法。

研究发现,PD-L1与PD-1的结合是肿瘤细胞免疫逃逸的重要发病机制之一,特异性阻断PD-1与PD-L1的结合,便可达到抑制肿瘤杀灭肿瘤细胞的目的。PD-1单抗为中国胃癌患者迎来了新的希望,免疫治疗可以说是胃癌患者的一份礼物。胃癌的免疫治疗一旦起效,就有可能获得长期生存机会,称为"长拖尾"效应。

5年,对于肿瘤患者而言是一道坎儿,如果能跨过5年则有机会实现"治愈"。五年生存率是用来评价肿瘤治疗效果一个极为重要的指标。五年生存率越高,提示疾病治疗效果越好。事实上,胃癌患者的五年生存并非遥不可及,PD-1抑制剂把胃癌治疗带入了五年生存率时代,"两年可及,五年可期",免疫治疗为胃癌患者带来了治愈的希望。

在晚期胃癌的三线、二线和一线治疗中,均已有前瞻性研究结果支持以纳武单抗为代表的免疫检查点抑制剂可改善生存期。胃癌免疫治疗不断向前线探索,纳武利尤单抗单药(俗称的"O"药)三线治疗晚期胃癌,3年随访结果显示1年生存率达27.3%,帕博利珠单抗(俗称的"K"药)三线及以上治疗胃癌1年生存率24.6%。纳武利尤单抗联合化疗一线治疗晚期胃癌,纳武利尤单抗＋化疗组患者死亡风险降低29%,且中国亚组患者疾病进展风险降低43%,被美国国家综合癌症网指南和中国抗癌协会临床肿瘤学协作专业委员会指南一致推荐用于晚期胃癌【联合阳性分数(combined positive score,CPS)≥5人群】一线免疫治疗。2021年8月,PD-1单抗在胃癌领域的一线适应证获得了中国的最新批准。

目前,国内外还有多个新型抗 PD-1 抗体正在申请胃癌适应证,预计在我国还将有国内外相关药物上市,建议胃癌患者积极参加临床研究。

💬 免疫治疗副作用的处理

与绝大多数的肿瘤疗法一样,免疫治疗也会引起一些副反应。很多患者会因免疫细胞释放的大量刺激性化学物质,产生皮肤和消化道的炎症反应,从而表现出红疹、肠绞痛和腹泻的症状。患者往往需要服用抑制免疫反应的类固醇药物(如强的松)来控制这些副作用。使用 PD-1 阻断药物的患者,也可能发生这类副反应,尤其是肾癌、肺癌和肝癌患者,幸运的是,使用抗炎药物,并不会影响这些抗肿瘤药物的疗效。

现在,我们已经能将标准的抗肿瘤疗法与增强自身防御功能的免疫疗法联合起来。因此,我们相信长期抑制甚至治愈肿瘤的梦想,已开始变为现实。

走出误区

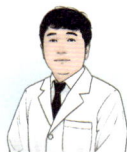

有些胃癌患者认为做完手术切除了肿瘤就高枕无忧了,其实并不然,虽然说目前手术是唯一能够治愈胃癌的手段,但并不是所有的胃癌患者都能通过手术治疗彻底,术后也要评估一下病灶切除程

度,根据手术情况再制订后续的治疗方案。

医生提示

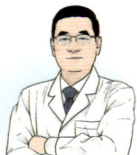

　　对于进展期胃癌,经过多学科联合会诊后,如果不适合马上手术者,可以进行围手术期治疗,即先化疗或同步放化疗,然后再手术。

　　胃癌手术结束,并不是治疗的结束,一方面需要加强术后护理工作,另一方面多数患者还需要进一步辅助治疗,才有助于病情康复。

　　如果是晚期胃癌远处转移患者,手术并不能根治。如果没有出血、梗阻、穿孔等紧急情况,晚期胃癌是不建议手术治疗的,内科药物治疗是主要治疗手段。

放疗是胃癌治疗的重要
辅助手段之一

　　放射治疗(简称"放疗")是利用放射线如放射性同位素产生的 α、β、γ 射线和各类 X 射线治疗肿瘤的一种局部治疗手段。放疗之所以能发挥抗癌作用,是因为射线可以直接或间接地损伤细胞DNA,杀死或破坏癌细胞,抑制它们的生长、繁殖和扩散。

放疗主要有两种形式:体外和体内。体外照射又称为远距离放射治疗。体内照射又称为近距离放射治疗,如放射性粒子置入。

放疗的临床应用包括:①根治性放疗,即利用放疗彻底消灭肿瘤达到治愈。②姑息性放疗,是指应用放疗方法治疗晚期肿瘤的复发和转移病灶,以达到改善症状的目的,如缓解疼痛、梗阻等。③辅助性放疗,是指放疗与手术或化疗联合和先后应用,从而提高患者的治疗效果。在手术或化疗前后,放疗可以缩小肿瘤或消除潜在的局部转移病灶,提高治愈率,减少复发和转移。④肿瘤急症放疗。

组织对射线的反应程度,称为放射敏感性。不同组织器官以及各种肿瘤组织的放射敏感性不同,组织对放射线的敏感性(指损伤程度)与其增殖能力成正比,与其分化程度成反比,如淋巴组织、骨髓、睾丸、卵巢、小肠上皮等对放射线最敏感,最容易受损害;其次是皮肤上皮、角膜、口鼻腔、晶体、胃和膀胱上皮等;最不敏感的组织是肌肉、骨和神经组织。年龄也是一个因素,青少年较成年人敏感,但到老年人敏感性又会增加。

另外,放疗的敏感性还受肿瘤临床分期、既往治疗、肿瘤生长部位及形状、有无局部感染、患者营养状况或有无贫血等因素影响等。在治疗肿瘤的同时，放疗也会对周围正常组织和器官造成某种程度的损伤。

过去一直认为胃癌对放射线不敏感，甚至是抵抗性的，当达到杀灭肿瘤细胞的照射剂量时，正常胃黏膜已难以耐受。而且胃邻近脏器如肝脏、胰腺等对放射线的敏感性较高，容易引起放射性损伤。近年来，随着放疗技术的进步，放疗可应用于胃癌术前、术中、术后，并收到了积极的治疗效果。

放疗是胃癌的重要辅助治疗手段之一，对于可手术切除的局部晚期胃癌，可采用术前同步放化疗提高手术切除率，改善长期预后。对于不可手术切除的胃癌、拒绝接受手术治疗或因内科疾病不能耐受手术治疗的胃癌、远处转移的胃癌，可通过照射原发灶或转移灶，缓解梗阻、压迫、出血或疼痛，以提高患者生存质量。

医生提示

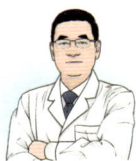

具体到某一个患者是否适合做放疗，何时做放疗，需要请放疗科医生进行准确评估，甚至需要多学科会诊制定化疗、放疗、靶向治疗、免疫治疗及手术治疗方案，不是哪一种治疗方案绝对有利。

胃癌的支持治疗同样重要

胃癌的支持治疗：与抗癌治疗同等重要

肿瘤支持治疗是与肿瘤手术、放疗、化疗并重的肿瘤基本治疗方法，本身是一种治疗手段，而不是支持手段，更不是辅助手段。多国肿瘤支持治疗协会将肿瘤支持治疗定义为预防、治疗肿瘤本身及抗肿瘤治疗出现的不良反应，包括肿瘤从诊断到治疗及治疗结束后全过程所有不良反应，以及对生理及心理症状的处理，目的在于促进肿瘤康复、预防继发肿瘤、改善生存质量及提高终末期护理质量。

胃癌需要营养支持治疗

胃癌的主要症状是消化道症状，常见症状包括上腹部疼痛、恶心、呕吐、吞咽困难、呕血、黑便、早饱等，营养问题高发随之而来。

有研究表明，营养问题也是导致胃癌患者最终死亡的主要原因。目前，胃癌的临床治疗仍以手术切除为主，无论是全胃切除或近端及远端次全切除，对患者的消化吸收功能都会产生不同程度的影响。

由于大多数胃癌患者，术前已存在不同程度的营养不良和免疫功能减退，加之手术原因，患者的术后营养不良程度会尤为明显。

因此，合理、规范的营养支持治疗，对快速患者康复、减少术后并发症、缩短住院时间、降低住院费用、减少经济负担至关重要。

轻断食方法降低副反应尚有争议

轻断食又称"间歇性禁食"，是在特定的间歇期不摄入或者摄入极少的能量，这种饮食模式是近几年新兴的一种饮食新食尚，不仅风靡减肥圈，在肿瘤防治领域的潜在作用也受到了很多科学家的关注。

但间歇性禁食毕竟不同于慢性热量限制，其发挥的抗癌作用机制也并不清楚，需要动物实验来验证这一理论。

在一项为期半年的动物模型研究中，研究人员发现，周期性禁食 2～4 天，能够使小白鼠体内的干细胞再生新的白细胞，增殖并重建免疫系统。

发表在《细胞》子刊的一项研究显示：二甲双胍 + 轻断食，可以显著抑制肿瘤生长。还有研究发现癌症患者在化疗前禁食72 小时，也可以减轻化疗的副作用，从机制上看和禁食促进干细胞再生有关。

虽然以上研究结果提示轻断食可以给肿瘤患者带来一定的益处,但间歇性饮食对肿瘤的发病率和生存的影响仍然不够明确。国内外均没有制定出针对肿瘤患者的相应规范的轻断食流程,虽然部分肿瘤患者长期轻断食是安全可控的,同时能够减缓肿瘤生长,但需要更多的临床研究来证明禁食对肿瘤患者的风险和益处。例如,是否会加重肿瘤患者营养不良?是否会延缓肿瘤患者伤口愈合?增加感染风险等。

因此,对于接受积极抗癌治疗的患者,考虑轻断食的研究尚有争议,风险难以把控,整体受益尚不确定。因此,不建议在临床试验之外进行间断性禁食。

胃癌治疗的扶正与祛邪:殊途同归

中医经常说扶正祛邪,在我们肿瘤医生的眼中也有这样一个概念。

所谓的"扶正",调理的是我们机体的免疫力,调整的是我们的情绪和生活方式。很多人在患肿瘤之前,并不太注意自己的生活方式,饮食不节制、抽烟酗酒、熬夜加班,经常感到抑郁、焦虑。现在患了病,就要有意识地改善这些陋习,这也是一种"扶正"方法。

至于"祛邪",是指用手术把肿瘤切掉,用放疗、化疗、介入治疗等手段对肿瘤进行打击,减轻患者的痛苦。对于恶心、呕吐,可以利用各类止吐药物;对于胸腔积液、腹腔积液,利用留置引流管引流的方式去"排水";对于抑郁、焦虑情绪,可以通过言语的安慰去缓解。

··· 癌痛：要积极开展个体化综合治疗

疼痛是人类的第五大生命体征,控制疼痛是患者的基本权益,也是医务人员的职责义务。疼痛是癌症患者常见和难以忍受的症状之一,严重地影响癌症患者的生活质量。在治疗过程中如果出现疼痛,一定不要默默忍受,要及时告知医生,进行对症治疗。

对于癌痛应当采用综合治疗原则,根据患者的病情和身体状况,应用恰当的止痛治疗手段,及早、持续、有效地消除疼痛,预防和控制药物的不良反应,降低疼痛和有关治疗带来的心理负担,提高患者的生活质量。可选用非甾体类抗炎药物、弱阿片类药物或低剂量的强阿片类药物。

癌痛治疗过程中,患者及其家属的理解和配合至关重要,应当有针对性地开展止痛知识宣传教育。鼓励患者主动向医护人员如实描述疼痛的情况;说明止痛治疗是肿瘤综合治疗的重要部分,忍痛对患者有害无益;多数癌痛可以通过药物治疗有效控制,患者应当在医生的指导下进行止痛治疗,按要求规律服药,不宜自行调整止痛方案和药物。

💬 贫血：要实施多学科综合治疗

　　说起贫血大家并不陌生，轻则出现疲乏、面色苍白等表现，重则会危及生命。而肿瘤患者在治疗过程中出现贫血的概率更大，其危害不容忽视。贫血是恶性肿瘤常见的伴随疾病之一，对患者生存预后有影响。

　　贫血可直接导致血液系统携氧能力下降，加剧了肿瘤细胞的乏氧状态，降低肿瘤患者对化疗药物的敏感性，影响化疗效果，加剧肿瘤复发和转移的进程。此外，贫血患者体能状态差，对化疗耐受性差，往往导致化疗不能如期足量进行。

　　肿瘤相关性贫血的治疗方式主要包括输血、补充重组人促红细胞生成素，后者主要适用于肿瘤化疗引起的贫血。如果不是由化疗药物导致的骨髓抑制性贫血，也可以考虑中药治疗以及食补。对营养缺乏性贫血者可适当补充铁剂、叶酸、维生素B_{12}等。轻度贫血患者可给予食补。总之，应尽可能地明确贫血发生原因，并在医生指导下积极给予相应治疗。

走出误区

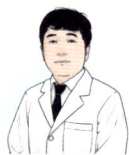

　　既往肿瘤治疗的传统是重治疗、轻支持，忽视支持治疗是我国肿瘤患者总体生活质量及生存率低下的一个重要原因。因此，我们必须改变落后的观念，高度重视肿瘤支持治疗。

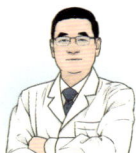

医生提示

　　胃癌支持治疗的目的在于缓解症状、减轻痛苦、改善生活质量、处理治疗相关不良反应、提高抗肿瘤治疗的依从性。所有胃癌患者都应该全程接受支持／姑息治疗的症状筛查、评估和治疗。既包括出血、梗阻、疼痛、恶心、呕吐等常见躯体症状，也应该包括睡眠障碍、焦虑、抑郁等心理问题。同时，应该对癌症生存者加强相关康复指导与随访。

> **多学科讨论制度对复杂、疑难病例的诊治具有优势**

💬 肿瘤的多学科综合治疗

　　多学科讨论制度又称"多学科综合治疗协作组（multidisciplinary treatment，MDT）"，是指以患者为中心，针对特定疾病，依托多学科团队，由各学科专家共同讨论制定规范化、个体化、连续性的综合治疗方案。患者能够同时面对综合治疗组的多位专家，了解治疗方案的制定过程，增加患者对医生和治疗方案的信任，以便积极配合治疗。MDT打破了学科之间壁垒，尤其适用于肿瘤、肾脏衰竭、心脏衰竭等复杂疾病的诊疗。MDT

也是现代国际医疗领域广为推崇的领先诊疗模式。

以肿瘤疾病为例，采用MDT模式是非常必要的。因为肿瘤治疗不是由单一科室就可以完成的，需要肿瘤外科、内科、放疗科、介入科及影像科、病理科、检验科等积极参与和评估。

💬 多学科综合治疗的重要性

随着内镜诊疗、影像分期、微创手术、精准放疗、靶向治疗及免疫治疗等新技术新药物的发展，传统单一学科诊疗模式显然已不能满足临床治疗的需要，目前胃癌的治疗主要采取以外科手术为基础的多学科综合治疗协作组诊疗模式。MDT 2.0诊疗模式充分体现了整合的理念，胃肠外科、影像科、肝胆外科、肿瘤内科、放疗科、病理科等多个学科通力合作，共同制定胃癌的治疗方案。通过MDT可以提高术前分期的准确度、促进患者接受规范化的综合治疗、提高手术切除率等，最终使患者受益。

💬 多学科综合治疗对疑难、复杂病例具有优势

由于现代医学不断专科细分导致专科医生熟悉的专业范畴越来越"高精尖"，而对其他专业领域认识有限。传统的诊疗模式由于各学科之间缺乏有效的联系和协作渠道，导致一些病情复杂的患者就诊时需要奔波于不同科室求医，耗费大量时间及精力，降低了患者治疗的信心和就诊满意度，甚至延误治疗。

多学科综合治疗在以"恶性肿瘤"为代表疾病的诊疗中发挥了重要作用。多学科综合治疗的三大优势：第一，将各科室紧密且有效地联系到一起，共同协作，为疑难危重患者提供快速、有效的专用通道。第二，对于合并多系统病变、病情复杂，且单一学科难以给予及时诊断和有效治疗的患者，多学科联合诊疗能够迅速地将各专业的高年资医师集中到一起，通过讨论病情，分析已有检验、检查结果，提出各个学科的专业意见明确诊断并给予有效的治疗。第三，对于疑难危重的外科手术患者，术前进行多学科联合诊疗能够帮助医师充分评估手术风险，制定完善的围手术期治疗方案，在最大程度上保证患者的安全。

多学科综合治疗对进展期胃癌的转化治疗大有裨益。转化治疗的理念最早起源于肠癌，对于初始不能手术切除而有潜在手术可能的恶性肿瘤患者，经化疗后肿瘤能够被切除，这种化疗模式称为转化治疗。近年来，对于胃癌也在积极开展转化治疗的相关探索。转化治疗的目标：实现 R0 切除，延长生存时间，延长无病生存期，延长疾病进展时间，延长无症状生存期。

转化治疗与新辅助治疗的相同点是均在手术前进行，不同点是成功转化的定义和目标不同于能直接手术的新辅助治疗，转化治疗的近期目标实现 R0 切除，无严重并发症；远期目标是延长生存，提高生活质量。转化治疗可以进行化疗、放疗、靶向治疗、免疫治疗或联合方案治疗，将不可切除的肿瘤转变为可 R0 切除的肿瘤。《胃癌诊疗规范（2018 版）》推荐：无法切除的晚期胃癌患者，诱导化疗后再进行手术的治疗策略应被考虑。胃癌转化治疗临床应用的考量因素为人群筛选、手术时机和治疗方案。

在 MDT2.0 时代,转化治疗打破了晚期胃癌手术禁区,为晚期患者带来治愈希望;以曲妥珠单抗和阿帕替尼为代表的胃癌靶向药物在转化治疗中不断被探索,为晚期胃癌患者带来了更多的治疗获益;目前的转化治疗缺乏高级别证据,无论是指南还是临床实践,均在不断探索的阶段,并取得了一定的突破,未来可期。

医生提示

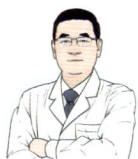

多学科综合治疗具有最大限度减少患者的误诊、误治,缩短患者诊断和治疗等待时间,增加治疗方案的可选择性,制定最佳治疗方案,改善肿瘤患者预后的优点。同时,减少了不停转诊、重复检查给患者家庭带来的负担和时间成本。

患者并非多学科综合治疗的唯一获益者,对于患者、医生、科室、医院来说都是一个共赢的模式。在多学科综合治疗模式下,在会诊中打破学科之间壁垒的同时,可以有效推进学科建设,实现医生、科室和医院的共同提高,进一步加强医疗服务质量。

康复

如何又好又快地康复？

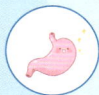

　　顺利做完一台胃癌根治术，就好比经历了一场"生死"之战，术后如何休养生息、如何快速康复是每一位历经手术的患者所关心的问题。

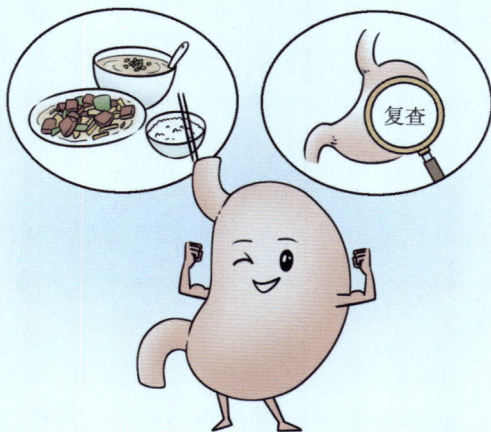

复查

　　出院前你是否也有很多疑问需要咨询，要不要买点补品补充营养？什么是最好的营养品？饮食有哪些注意事项？可以做哪些活动？是不是做完手术就没事了？更多注意事项，这一章统统讲给你听。

重视胃癌术后康复的
注意事项

💬 麻醉状态时去枕平卧,清醒时低半卧位

手术后处理是围手术期的一个重要阶段,是连接手术与术后康复的重要桥梁。术后处理得当,可以减轻手术应激、减少手术并发症的发生,促进患者加速康复。手术结束后,患者的第一个注意事项就是体位的选择。

那么,手术后患者应该选择什么样的体位呢?

1.去枕平卧位 全身麻醉未清醒的患者,应去枕平卧、头偏向一侧,使口腔分泌物或呕吐物易于流出,避免误吸。

2.低半卧位 全身麻醉清醒后,根据不同部位手术可选择不同体位,胃癌手术属于腹部手术,腹部手术后一般多采取低半卧位。

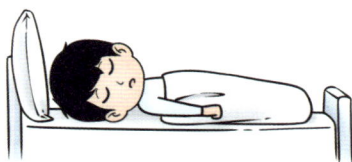

麻醉状态时去枕平卧

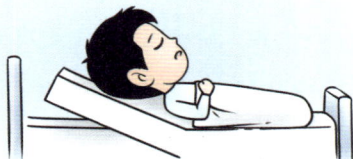

清醒时低半卧位

手术后患者体位图

💬 早期恢复饮食，遵循逐渐过渡原则

术后早期进食可以促进胃肠道功能恢复，但过早进食有时会增加手术并发症的发生。那么，正确把握进食时机就非常重要，它不但能促进患者胃肠道功能的恢复，还能改善患者营养状态，促进术后早期愈合。

1.早期恢复饮食　腹部手术对胃肠道的影响较大，手术后的前几天是手术创伤期，胃肠道动力恢复较慢，此时应禁食、禁水。这段时间胃肠道功能正在恢复，禁食、禁水能减少食物及水对吻合口的刺激，此时的营养主要依靠静脉注射或经营养管滴注肠内营养。胃肠道功能逐渐恢复后，患者出现自主排气，此时可逐渐恢复饮食。

2.遵循饮食逐渐过渡原则　开始恢复饮食后，早期应先饮用少量温水，一般一天100～200毫升，分多次饮用，水温要适宜。如果进水后没有出现腹胀、腹痛等不适反应，进水后的第二天可以进食米汤，每次20～50毫升，2小时1次。

要特别注意食物的温度，最适宜的流质食物温度为40℃左右，因为食物过热容易烫伤口腔及肠道黏膜，而食物过冷容易刺激肠蠕动，导致腹泻。进食过程中，也要注意观察有无特殊不适反应，如果有腹胀等不适，可以将下一次的米汤改为水，或间隔一次再喝，进食后不要马上活动，餐后休息15～30分钟后再活动。如果进食米汤没有任何不适，开始进食的第三天可以加一些稀藕粉、过滤过的果汁、菜水等流食，尽量不要喝产气过多的流食，如牛奶、豆浆等，另外过甜的水也尽量不要喝。然后逐渐过渡到半流质饮食阶段。

总的来说，需要坚持"逐渐过渡、定时定量、合理搭配、少量多餐"原则。

鼓励患者术后早期下床活动

很多人觉得，做手术会伤元气，伤了元气就要静养，术后应以静为主,但实际上,想要术后快速康复,一定要早期活动,一直静养是不行的。

1. 早期下床活动可加速身体机能恢复　术前常规准备要求患者禁食、禁水,这使患者身体处于相对静止休眠的状态,能量主要用来维持基本生命体征,心跳、呼吸等活动。也就是说,在手术过程中,我们身体是处于相对无活力的状态。身体康复就是要让身体从这种无活力的状态变成有活力的状态。想要身体变成有活力的状态,就得动起来。对于术后患者而言,首先要做到早下地,如无特殊不适,应鼓励患者术后第 1 天或第 2 天开始进行床旁活动。

2. 早期下床活动可减少并发症　早期下床活动可促进各个系统的早期恢复,减少并发症。有利于早期胃肠功能恢复,减少粘连性肠梗阻的发生。改善肺功能,减少肺不张和肺部感染的机会。降低静脉血栓风险。改善患者心态,促进康复。

··· 术后伤口常规 3 天换一次药,7 ～ 9 天可拆线

伤口换药原则

换药即检查伤口、除去脓液和分泌物、清洁伤口及覆盖敷料,是预防和控制创面感染、消除妨碍伤口愈合因素、促进伤口

愈合的一次重要外科操作。换药周期视伤口情况而定，如伤口渗出较多应每日更换，渗出少可视情况而定，一般无渗液伤口3天换一次药即可。

伤口拆线原则

对于伤口缝线，一般根据切口部位、局部血液供应情况、患者自身情况来决定拆除时间。一般情况，面部或颈部手术拆线的时间应该为3～5天，下腹部或者会阴部的手术6～7天可以拆线，胸部、上腹部或者背部臀部术后7～9天可以拆线。青少年患者可以适当缩短拆线时间，老年患者、营养不良患者应延迟拆线时间，根据实际情况还可以选择间断拆线。

伤口拆完线并不代表就没事儿了，一般拆完线后需要用纱布覆盖保护1～3天，但是具体的拆纱布时间需要根据伤口的

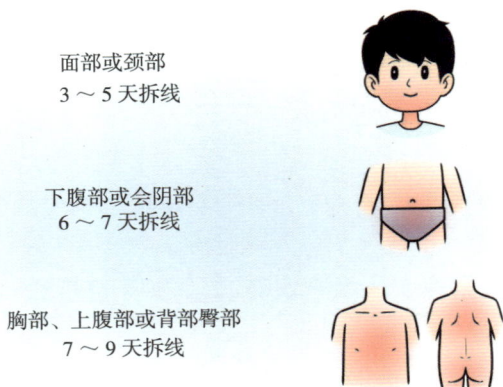

面部或颈部
3～5天拆线

下腹部或会阴部
6～7天拆线

胸部、上腹部或背部臀部
7～9天拆线

伤口拆线原则
（拆线后纱布覆盖1～3天）

位置来决定。比如头面部的纱布，一般在拆线后 1 天基本可以拆除，因为头面部的创面愈合能力强；躯干部位的伤口，一般在拆线后 2 天时间可以拆除纱布；四肢伤口愈合后在拆完缝线之后，一般需要 3 天时间才能拆除纱布，因为四肢的创面愈合最慢。但是如果创面在拆线时还有些红肿，这时拆除纱布的时间则需要相对延长 1 ～ 2 天。

💬 **密切关注术后引流液变化，引流液清亮、量少于 10 毫升可拔引流管**

根据治疗的需要，术后患者常常需要放置引流管。除伤口内放置引流管或引流条外，对于体腔内或空腔脏器内也需要放置引流管。

留置引流管目的

术后留置引流管的主要目的是防止切口下或腹腔内积血、积液，避免造成感染或切口不愈合，监测有吻合口的患者术后有无吻合口瘘等，有助于监测病情变化，及时调整治疗。

引流管的护理

对于留有腹腔引流管的患者，首先，术后要对引流管做到妥善固定，防止脱落。其次，要保证引流，通常每 2 ～ 3 天换 1 次引流袋。最后，需要每天观察引流液的颜色及量的变化，以便比较和判断病情变化。

拔引流管原则

一般术后病情平稳,引流管内引流液颜色清亮、引流量不多时(少于 10 毫升),可以考虑拔除引流管,大部分手术患者在术后 7 ～ 8 天引流量会减少,则可考虑拔除引流管。

💬 **术后疼痛别硬扛,止痛药该用还得用**

手术后,身体会留下伤口,在麻醉作用消失后,会有不同程度疼痛。

术后疼痛的危害

术后疼痛可使患者呼吸系统、循环系统、胃肠道和骨骼肌功能发生变化,甚至引起并发症,如胸部和上腹部手术后疼痛,患者不愿深呼吸,容易出现肺不张,患者不愿意咳嗽易出现肺部感染等。因此,术后采取有效的止痛措施,不仅会减少并发症的发生,还可以让患者早期下床活动,促进其快速恢复。当然,我们也不能因为疼痛太过紧张,手术后疼痛是一种常见的现象。

对术后疼痛,我们如何处理

随着快速康复理念的提出,为了减轻患者术后疼痛,术前或术中会常规予以适量局部麻醉药注射行神经阻滞（即将适量局部麻醉药注射到外周神经干附近，通过阻断神经冲动的传导，使该神经所支配的区域麻醉）或经硬膜外导管镇痛泵药物阻滞镇痛，此种止疼药一般剂量小，可以在术后维持 1 ～ 2 天。当上述操作达不到止痛效果，可临时静脉输注止痛药、肌内注射或口服止痛药，一定不要硬扛着。

走出误区

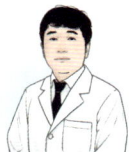

有些患者认为手术做完了就代表手术成功了，其实不是。手术切除肿瘤只是治疗成功的第一步，术后恢复也至关重要。术后处理是围手术期处理的一个重要阶段，是连接术前准备、术中与术后康复的桥梁，术后处理得当，能使手术应激反应减轻到最低程度。

也有些患者觉得，做手术会伤元气，伤了元气就要静养，以静为主，但实际上，想要术后快速康复，一定要早期活动，一直静养是不行的。术后早期活动不仅能促进快速恢复，还能减少并发症的发生。

部分患者认为，术后使用止痛药可以抑制胃肠道蠕动，抑制胃肠道功能恢复，不能使用止痛药。术后疼痛可使患者呼吸系统、循环系统、胃肠道和骨骼肌功能发生变化，甚至引起并发症，因此术后采取有效的止疼措施，不仅能减少并发症的发生，还可以让患者早期下床活动，促进快速恢复。

总之，加强术后处理的管理，能防治可能发生的并发症，尽快恢复生理功能，促进患者早日康复。

医生提示

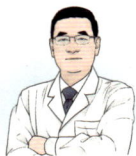

医生、护士及患者一定要重视胃癌术后处理的各项注意事项，做到及时发现问题、处理问题，减少因术后处理不到位、不及时，耽误患者康复、出现严重并发症、加重患者及家属负担的情况。

术后并发症不能完全避免

在经历了根治性手术后，很多患者和家属认为大功告成，接下来只要慢慢恢复即可。虽然在大多数情况下，患者可以平稳地进行恢复，顺利出院，但是必须指出，还是有一部分患者因为各种原因，在恢复过程中出现一些"插曲"，我们称为并发症。那么术后常见的并发症有哪些呢？

根据距离做完手术的时间，我们将术后的并发症分为远期并发症和近期并发症。近期并发症多发生在术后 1 个月之内，而远期并发症基本上在患者出院回家后逐渐出现。首先简单介绍几种胃癌手术后常见的近期并发症。

术后出血

每次医生查房时都会关注引流液的颜色和引流量，当引流液在短时间内变成鲜红色，量突然变多的时候就要注意了，尤其是伴随着脉搏加快、血压下降时，有可能出现了术后出血。急性的术后大出血是致命的，这也是最危急的并发症。少量的出血可以通过使用止血药保守观察治疗，而严重的出血需要介入止血，甚至紧急进行手术开腹探查止血，挽救患者生命。

吻合口瘘

在对引流液颜色的观察过程中，有时候淡红色的引流液会变浑浊，呈咖啡色或者黄褐色，这种情况下，嘱患者口服美兰溶液，如果引流液变为蓝色，这时候就要注意了，出现了吻合口瘘。吻合口瘘是肿瘤部位切除重建消化道的吻合口没有一期愈合出现漏口，这时候需要停止进食饮水，通过内镜放置空肠营养管，同时配合肠外营养支持。利用保守治疗和营养支持治疗让患者慢慢恢复，直至吻合口愈合，恢复进食。

术后胃瘫

有些患者术后恢复很顺利,既没有出血,通过造影检查也没发现吻合口瘘,但是却迟迟不排气,进食也很快吐掉,这时候就要考虑出现术后胃瘫了。

胃瘫,顾名思义,就是消化系统"瘫痪"不工作了,进食后胃无法蠕动排空,但是没有器质性病变。这种情况外科一般没有特殊的治疗方法,中医学在胃瘫治疗上有独特办法,可通过针刺、艾灸、外用敷贴,起到一定作用。

腹腔感染

由于消化道手术涉及肿瘤切除和消化道重建,消化道内容物可能污染腹腔,所以术后需要常规冲洗腹腔,并且预防性使用抗生素。有时候患者免疫力较差,当腹腔中残余感染病灶时,可能继发腹腔感染,患者表现为发热、腹痛,抽血化验可以发现白细胞和中性粒细胞计数升高。当出现这种情况时,一般会首先使用抗生素进行保守治疗,同时充分引流,使感染局限化。在充分引流同时使用敏感抗生素的情况下,多数感染可以治愈,少数情况需要二次手术清除感染灶,冲洗后重新放置引流管以充分引流。

●●● 术后肠梗阻

当术后患者突然出现呕吐、腹胀、腹痛，同时停止排气、排便，可能是出现了肠梗阻。远端胃癌术后肠梗阻通常出现于毕Ⅱ式（胃空肠吻合）吻合后，具体临床表现与梗阻部位相关。在病情较缓和的患者中可以保守观察，预防感染。如果患者症状严重，并且腹痛症状不断加重，需要紧急进行手术治疗，解除梗阻。

远期并发症一般不会出现危及生命的紧急情况，常见的包括倾倒综合征、碱性反流性胃炎和营养不良、贫血等。倾倒综合征表现为患者进食后出现心悸、脸色苍白、出冷汗，由于高渗性食物快速进入肠道，释放大量血管活性物质和胰岛素，导致出现一过性低血糖、低血压，治疗方法主要为改变进食方式，少食多餐，避免一次性进食过多。碱性反流是因为手术后消化道结构改变，碱性的肠液反流至残胃乃至食管引起不适，主要通过药物保护黏膜进行保守治疗。经过消化道切除和重建手术，患者的消化吸收功能会受到不同程度影响。胃与铁元素的吸收密切相关，所以胃癌术后的患者多数会出现营养不良、贫血等情况，需要针对性地加强营养，补充铁剂。

走出误区

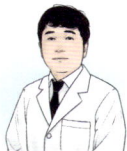

手术完成并不意味着治疗的完成，漫长的恢复过程才刚刚开始，各种术后并发症是患者顺利出院的"拦路虎"。在出院后相当长的时间里，患者都可能面临长期并发症的困扰，术后的恢复是个持久战。

康复 <<< 135

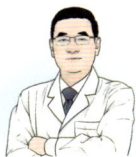

　　家属尤其是陪床家属要注意各种术后情况，协助医生为患者的恢复保驾护航。出院后要坚持"少食多餐"的饮食习惯，加强营养，适当补充铁剂，避免患者营养不良和贫血。

术后正确护理促进快速康复

💬 术后观察生命体征及护理

　　术后应严密观察生命体征变化，预防早期出血、血容量不足引起的脉搏增快及血压下降。患者取平卧位，6小时后如血压平稳可取半卧位，保持腹肌松弛，减轻疼痛，利于呼吸和循环。鼓励患者深呼吸，协助患者排痰，减少术后肺部并发症。术后每半小时各测1次血压和脉搏，至病情稳定。并观察患者神志、体温、呼吸等，防止发生休克。术后禁饮食，至肠鸣音恢复、肛门排气后，夹闭胃管，尝试饮水，如无腹胀、腹痛，可拔除胃管，饮少量水。次日进少量流质饮食，若无腹胀、腹痛等不良反应，第4日进半流质饮食，不进食牛奶、豆浆等易引起肠胀气的食物，注意少量多餐。因手术后短时间内不能进食、进水，导致唾液分泌量少，口腔较为干燥，从而降低口腔自洁能力，增加口腔感染风险。胃癌本身属于慢性消耗性疾病，易导致体内缺乏维生素，进而造成口腔溃疡。因此,康复期应做好口腔清洁,起初用棉签蘸取少量的生理盐水对口腔进行擦拭,也可用生理盐水漱口。多观察口腔黏膜,看看有没有出现红肿、溃疡和糜烂等症状。

术后疼痛护理

一般麻醉清醒后会有剧烈的疼痛感,这种情况下可在医生的指导下选择静脉镇痛泵,不能忍着疼痛,不然会掩盖病情。去除一切可增加伤口张力的因素,如用力咳嗽或包扎得太紧,一般术后 2 ~ 3 天疼痛感会逐渐减轻和消失。麻醉清醒后 6 个小时应适当更换体位,如侧卧位或半卧位,适当地做翻身活动或动一动四肢,尽早下床活动,这样能促进全身血液循环,防止血栓生成。住院期间医生会对患者做胃肠道减压,这样能防止胃肠道中积气或积液。

术后皮肤护理

某些胃癌患者因为术后出现并发症需长时间卧床,稍有不慎可能会出现压疮。因此,康复期每 2 个小时翻身一次且按摩受压部位,能促进局部血液循环。若皮肤发生干燥或糜烂,应先对局部消毒且涂抹外用药膏,这样做能促进受损皮肤修复,但不能涂抹牙膏或芦荟等,不然会造成感染。

💬 术后心理护理

　　首先,根据患者病情和心理状态,及时向其和家属解释相关综合征的发病机制、影响因素、治疗方法、注意事项和预后等,使家属和患者保持稳定的情绪,积极配合治疗;其次保持病室安静、清洁和舒适,关心、安慰和体谅患者,使其身心处于舒适状态,减少或消除患者对疾病的顾虑;让患者通过听音乐、看电视来放松,减少呕吐发生的机会;做好家属的思想工作,多与患者交流,给予心理支持,让患者树立治疗的信心。

💬 术后饮食护理

　　胃癌手术之后的患者在一定时间内应该避免食物的摄入,这个时间长短存在个体差异,一般需要 1 ～ 3 天,等到肠道蠕动恢复正常,肛门出现正常排气时,胃管从患者体内拔除之后,可先饮用少量温水,一般一天 100 ～ 200 毫升,分多次饮用,水温要适宜。如果进水后没有出现腹胀、腹痛等不适反应,进水后的第 2 天可以进食米汤,每次 20 ～ 50 毫升,2 小时 1 次。如果患者没有其他不适症状,第 3 天就可以考虑给患者准备一些清淡的流质食物,如吃鸡蛋汤、米汤、菜汤、藕粉等,每次的量需要控制在 50 ～ 80 毫升。第 4 天,每次的摄入量可以增加到100 ～ 150 毫升,每天可以吃 6 ～ 7 次,需要遵循的饮食原则是食物没有刺激性、间隔 2 ～ 3 个小时吃 1 次,不宜吃胀气的食物,不可以吃太甜的食物。随着时间的增加,患者的情况会变得越来越好,此时可以慢慢地吃一些低脂半流质食物,如稀

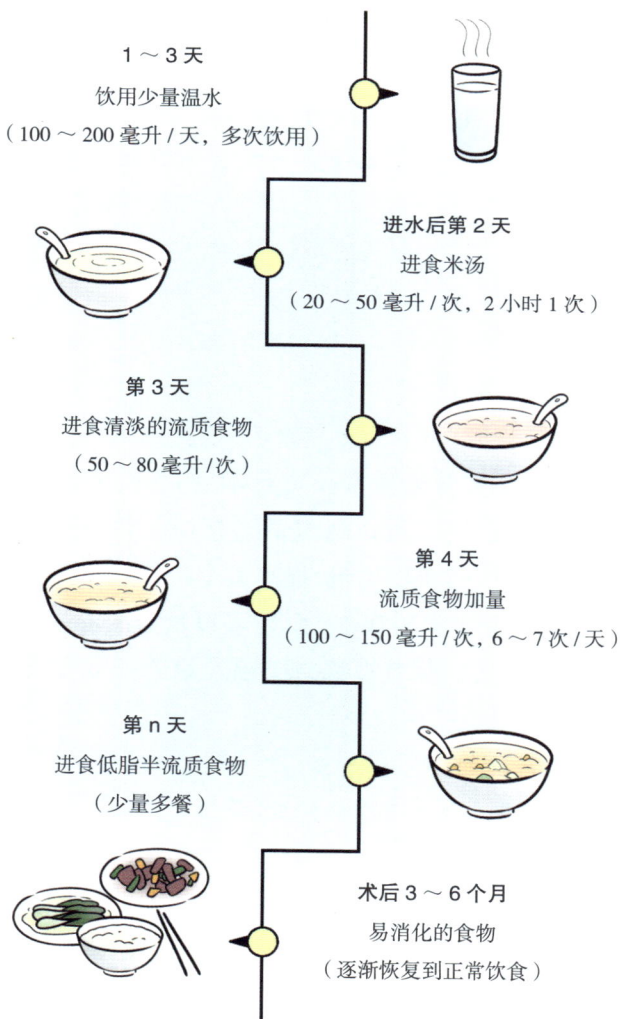

1～3 天
饮用少量温水
（100～200 毫升 / 天，多次饮用）

进水后第 2 天
进食米汤
（20～50 毫升 / 次，2 小时 1 次）

第 3 天
进食清淡的流质食物
（50～80 毫升 / 次）

第 4 天
流质食物加量
（100～150 毫升 / 次，6～7 次 / 天）

第 n 天
进食低脂半流质食物
（少量多餐）

术后 3～6 个月
易消化的食物
（逐渐恢复到正常饮食）

术后饮食护理

饭、面条、馄饨等，呈半流质状，其蛋白质含量达到正常需要量，富含纤维的食物要少吃一些，同样遵循少量多餐原则，进食后以不撑、不胀、不吐为宜。一般患者出院后需要坚持做好饮食的护理工作，注意食物要柔软，减少胃部的负担，有利于胃部健康的恢复。建议主食和菜肴搭配得当，主要选择容易消化的食物，不要吃生冷、油煎、酸辣等刺激易胀气的食物，不同的人体质和恢复的情况不同，一般术后 3～6 个月后可逐渐恢复正常饮食。

运动护理

胃癌患者根据分期通常要进行术后化疗，在化疗之后通常会产生很多不良反应，可以通过适当参加一些力所能及的体育运动，来改善机体的新陈代谢，提高整个机体的免疫力。这样做不仅可以减少癌细胞的病变，而且可以增进食欲，改善消化功能，改善不良情绪。体育锻炼对于癌症患者的康复有着积极的作用。

参加运动的原则是"循序渐进，量力而为"。

具体给大家推荐以下几种运动方法：①胃癌患者如术后无任何禁忌证，可在生命体征平稳后，由家属搀扶在病房里走动，可促进身体各机能的恢复。②如果胃癌患者手术的创伤较重，术后体力较差，在不能下床的情况下，可在床上做肢体运动和翻身动作。③如果胃癌患者手术身体恢复良好，可逐步加大运动量,变换锻炼内容,从散步、气功、太极拳到做操,最后可适当慢跑。

胃癌患者需要合理饮食

牢记饮食原则,自控自律的生活才能更加舒适

　　胃癌患者常会出现腹胀、腹痛、恶心、呕吐等症状,在经过手术、放疗、化疗等治疗后,这些症状可能会更加严重。因为手术切除部分或全部胃,导致患者的消化吸收功能受到很大影响,容易发生营养不良。胃癌患者应当遵循"少食多餐,细嚼慢咽,终身补充,保持体重"的饮食原则,加强对自身的管理,合理饮食,只有这样才能让治疗取得更好的获益,让生活更加舒适。

　　1. 少食多餐　肿瘤患者应当每日进食 5～8 次,减少每次进食量,吃到七八成饱即可。吃得过多会对胃造成负担,通过增加饮食次数可弥补进餐量少的不足,从而获得充分营养。

　　2. 细嚼慢咽　胃具有磨碎、搅拌食物的功能,细嚼慢咽同样可以减少胃的工作负担,建议每口食物咀嚼 25 次以上。对未进行手术的患者,应当进食较软食物,如蛋羹、肉泥、煮烂的菜等,避免因食物坚硬对肿瘤造成损

伤,引起出血等危急情况。

3.终身补充　胃癌患者要终身口服营养补充,建议每天补充热量为 400～600 千卡,蛋白质为 20～30 克。在能量与蛋白质不能兼顾的情况下,优先保证蛋白质的摄入。

4.保持体重　在保证营养摄入的基础上,合理控制体重,会收获更好的生活质量。可每两周选择同一时间、同样状态下监测体重,排除饮食因素后,任何不明原因的体重丢失 > 2％时,应该及时联系主治医师,以排除肿瘤变化。

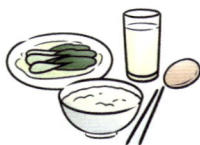

1.少食多餐
进食 5～8 次／日

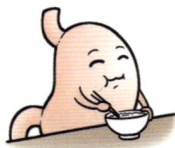

2.细嚼慢咽
每口食物咀嚼 25 次以上

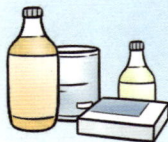

3.终身补充
热量 400～600 千卡／天,
蛋白质 20～30 克／天(优先)

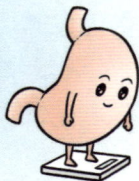

4.保持体重
每两周同一时间、同样状
态下监测体重

胃癌患者合理饮食

💬 合理搭配，丰富饮食，拒绝不良习惯

肿瘤患者需要多种食材互相搭配、营养均衡饮食。每餐食物应当不重样，每天摄入超过 20 种食物，每周摄入超过 30 种食物。应当注意优质蛋白质摄入，如鸡蛋、瘦肉等，荤素搭配合理（荤：素 =1 ： 2）。适量摄入水果，减少糖分、淀粉过高的蔬果摄入，如香蕉、甘蔗等。增加富含免疫营养素、抗氧化营养素的食物摄入，如新鲜蔬菜（富含抗氧化营养素），动物类食物（是精氨酸、谷氨酰胺、核苷酸的主要来源），深海鱼类（是 ω−3 多不饱和脂肪酸的最佳来源）。

同时，患者应拒绝吸烟、减少饮酒，减少油炸、烧烤、腌制等含有致癌物质食物的摄入，建议多采用蒸、炖、温拌、白灼的烹饪方式制作食物，并且尽量做到少油、少盐、无糖。不要食用霉变食物，推荐食用新鲜肉、鱼、蛋、禽类，加工直到熟透。熟的肉类只能在室温下存放两个小时，太久就会造成细菌大量生长，如不知道加工和储存的情况，应该避免食用。如果条件允许，推荐在家自制，并且做好后及时放入冰箱，再次食用需要彻底加热。

富含免疫营养素的食物

免疫营养素	食物来源
精氨酸	肉类（畜、禽），坚果（核桃仁、花生仁），豆类，奶酪制品，巧克力，蹄筋，牡蛎，带皮三文鱼、带皮银鳕鱼等多数鱼类，鱼肚
谷氨酰胺	来源于植物蛋白和动物蛋白，在瘦肉、鱼类、豆类、奶制品中含量较多
ω−3 多不饱和脂肪酸	深海鱼中含量丰富（如三文鱼、鳕鱼、金枪鱼、海贝类），海藻类，亚麻籽油，紫苏油

续表

免疫营养素	食物来源
核苷酸	动物肝脏,海产品(鱼、虾、牡蛎等),豆类,奶制品,肉类,小麦胚芽

富含抗氧化营养素的食物

抗氧化营养素	食物来源
锌	红肉,动物内脏,小麦胚芽,鱼,虾,贝壳类(如牡蛎)
硒	动物肝脏、肾脏,魔芋精粉,小麦胚芽,海鲜类(如秋蛤蜊、海螃蟹、扇贝、海米、虾皮、鲅鱼、扇贝、海虾、蛏子、沙丁鱼、黄花鱼)
维生素 E	葵花籽仁,黑芝麻,核桃仁,花生仁及植物油(如橄榄油)
β-胡萝卜素	动物肝脏,蛋类,深色蔬菜和水果
维生素 C	新鲜蔬菜和水果(如鲜枣、黄心奇异果、绿心奇异果、芥蓝、甜椒、豌豆苗、西红柿、白菜心、芒果、菠萝)

改善饮食习惯,减少不适发生

胃癌患者在日常饮食中常常会出现各种不适及并发症,需要在饮食过程中多加注意,不适感强烈需要及时联系主治医师,寻求帮助。

1.腹胀　坚持少食多餐,每餐吃到七八成饱,少吃难以消化、过硬的食物,如糯米、油炸食物、辛辣食物等,少吃容易产生气体的食物,如牛奶、碳酸饮料。

2.反酸、烧心　不要进食过饱,避免吃过甜、油脂含量过高的食物,戒烟忌酒,进食后勿立即躺平,可站立或散步活动半小时,睡前 1 小时内不要进食,睡觉时床头可垫高 10 ～ 15 厘米。注意控制体重,不穿过紧衣物。

3.食欲减退　避免睡前饱食或晚餐过饱,在食欲较高时尽可能多吃,可吃一些开胃食物,如山楂、杨梅等,必要时可服用胃动力药物。

4.进食哽噎　避免进食干硬食物,细嚼慢咽,小口进食,确保用餐时的合适体位,从而方便食物蠕动。可以将食物制作成糊状、糜状,方便食用。

5.倾倒综合征　进食后 1 小时左右,因食物快速进入肠道导致全身血容量不足,而出现心悸、冷汗、乏力、面色苍白等表现。应当减少每次进食量,细嚼慢咽,避免过甜、过咸、过浓的食物,多进食干食,增加蛋白质和脂肪的摄入,餐后可平卧 15 ～ 30 分钟。

情绪和心态管理很关键

在胃肠道肿瘤的发生发展以及诊疗过程中,有一件事情是被我们忽视的,那就是情绪和心态的管理。难道情绪和心态还跟胃肠肿瘤有关系吗?

事实正是如此!

在我国,胃肠与心情的关系早就体现在古文诗词之中!牵挂别人,叫牵肠挂肚;热心的人,叫古道热肠;热烈的感情,叫荡气回肠;伤心的时候,叫肝肠寸断;发愁的时候,叫百结愁肠。这一个个成语充分体现了古人对情绪和胃肠之间关系的认知。大家是否有过这样的经历,在重大的考试、面试、比赛前夕或者精神情绪有巨大波动时,有的人会出现食欲减退、腹泻或便秘的情况。难道这是紧张的大脑对胃肠道失去了调节能力吗?

🗨 什么是肠脑

实际上能调节胃肠道的不仅是大脑中枢神经系统,还有我们日常听过的"肠脑",也就是"第二中枢"或"第二大脑"。美国解剖学家拜伦·罗宾逊早在 1907 年就提出了"肠脑"的概念,直到 1998 年美国神经生物学家迈克尔提出了"第二大脑"的概念。

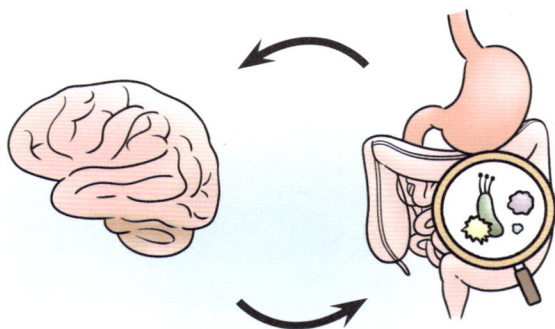

"肠脑"

　　"肠脑"在身体和精神健康中都扮演了非常重要的角色,它既可以独立工作,不受大脑的影响持续地监控胃的活动和消化,根据食物的特点调节消化速度和消化液的分泌,也可以跟大脑合作调节胃肠工作。"肠脑"可以分析胃肠经过的食物,识别毒素和病原菌,通过确定其位置来决定腹泻还是呕吐,将毒物排出体外。不仅如此,"肠脑"还会派出大量免疫细胞对细菌毒物进行杀灭。

💬 "肠脑"和胃癌之间的关系

　　研究发现,很多疾病伴随着胃肠道疾病,比如阿尔茨海默病和帕金森病。胃肠道疾病也会引起大脑的问题,比如肠易激综合征会引起患者抑郁等问题。在患有慢性胃肠疾病的人群中，很多人在儿童成长时期经历过父母离异、慢性疾病或者重大精神打击等。无数的病例都说明了心态失衡对胃肠道的影响，其中也包括在长期精神压力下导致的胃溃疡，如果溃疡长期不愈合则有可能导致胃癌的发生。

心态与治疗效果息息相关

心态很重要，情绪的失衡不仅跟胃癌发病有关，还与胃癌患者诊疗效果有重大的联系。我们发现心态调整良好、性格开朗、善于言辞的患者恢复得会更好，而那些愁眉苦脸、焦虑忧郁的患者容易遇到恢复不顺利的情况。因此，近些年有专家学者提出了心理生物治疗的观点，不仅关注疾病本身，还要关注患者的精神状态。这一点应当同患者家属联合起来，一起对患者的心理进行疏导，给予患者正面的回应、积极的鼓励等心理暗示，使患者可以配合治疗，并且有动力和信心战胜疾病。除此之外，病友之间的交流也非常重要，每年都会涌现出很多抗癌明星，他们向广大病友积极传播正能量，从而增强他们战胜癌症的信心。同处一个病室的病友之间也可以相互交流鼓励，通过交流来缓解焦虑情绪，让他们觉得自己不是一个人在战斗，进而积极配合各项治疗，提高治疗效果。

如何调整好心态

心态管理的关键是发泄、减压和提高自信心。生活中可以通过以下方式进行调整。

找到健康的情绪宣泄途径,不要一味地压抑自己,多同亲人、朋友倾诉交流,做感兴趣的事等,都有助于宣泄负面情绪,转移注意力。

客观对待他人对自己的评价,理性接受自己的缺点,但也不要责备自己,多关注正面评价,告诉自己"我很棒"。

定期运动,胃癌患者可以根据身体恢复情况选择散步、慢跑、打太极拳、做健身操等适合自己的运动,运动时不良情绪也会随着汗液的排出而消失。

重视治疗后的定期随访复查

定期随访复查分两类

胃癌的治疗是一场持久战,艰苦且漫长。尽管胃癌的治疗方式和疗效已有较大进步,但仍有较高的复发和转移风险。因此,密切随访、复查至关重要。

目前胃癌患者随访策略包括规律性随访和症状主导性随访。

规律性随访是指胃癌患者根据自己的病情进展定期进行全面的血液及影像学检查。通过规律性随访通常可以发现无症状的复发或转移病灶。

症状主导性随访是指胃癌患者在出现临床症状,如体重减轻、吞咽困难、消化不良、呕吐、黑便和/或缺铁性贫血等症状时应该及时就诊复查。

💬 定期随访复查的意义

规范的术后随访有助于及时发现术后并发症,并对其进行积极的管理和治疗;早期发现复发、转移病灶,并进行及时干预处理,可延长患者的总生存期,改善生活质量;有利于对患者的心理疏导及干预,为患者提供心理和情感支持。

💬 定期随访复查的频率

在术后两年内,肿瘤复发转移频率较高,大多数研究报告表明:60% ~ 70% 的复发发生在两年内,因此每 3 ~ 6 个月需要做 1 次比较全面和规范的血液学和影像学检查。两年以后复发风险趋于平稳,因此,之后的 3 ~ 5 年,每 6 个月随访 1 次。5

年以后复发风险仅为 7.6%，每年随访 1 次即可。

定期随访复查的内容

定期随访复查包括以下内容。

1.临床病史及体格检查　复查时需要配合医生病史询问，如实反映自己的不适症状，并配合医生进行体格检查。

2.血液学检查　包括血常规、血生化、肿瘤标志物检测等。胃癌术后患者进食量差且吸收差或出现消化道出血，均可引起贫血。而化疗常可引起骨髓抑制，出现白细胞、血红蛋白、血小板低下，发现后应积极治疗。血生化可反映体内肝脏、肾脏的代谢功能；血清学肿瘤标志物可用于胃癌术后复发与转移的检测，如癌胚抗原（CEA）反映胃癌术后腹膜转移，灵敏度较高；糖类抗原 19-9（CA19-9）可反映胃癌术后肝脏转移；糖类抗原 72-4（CA72-4）反映胃癌发生准确率高。各指标的联合使用能提高检测效能，检测胃癌术后血液肿瘤标志物的动态变化，比影像学检查可更早反映病情进展。

3.幽门螺杆菌检测　幽门螺杆菌为胃癌发生的危险因素，胃大部切除或内镜切除后应常规进行幽门螺杆菌检测，如检查结果为阳性，无论患者是否存在相关症状，均应进行杀除。

4.营养学评估 维生素 B_{12}、叶酸或缺铁导致的营养性贫血在胃切除术后患者中较常见。有些患者可能在术后 1 年或 1 年以上才发生贫血,日常监测这些营养要素是很重要的。

5.胸、腹部、盆腔 CT 增强扫描 CT 增强扫描可以更准确地判断是否出现转移,在判断肿瘤转移、复发中占有很重要的地位。中国临床肿瘤学会推荐 CT 增强扫描频率:早期胃癌前 1 年每 6～12 个月检查 1 次,然后每年 1 次;进展期胃癌前两年每 6～12 个月检查 1 次,然后每年 1 次。

6.PET/CT 检查 PET/CT 检查在检测胃癌患者尤其是进展期胃癌患者术后早期复发有重要作用,且其扫描范围广,可覆盖全身。但因为其价格昂贵,不属于常规检查项目。

7.胃镜检查 可以发现新生肿瘤或原发肿瘤复发,以及胃的吻合口局部复发等情况,并可通过组织活检确诊。

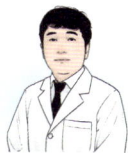

有一部分胃癌患者认为手术切除了病变组织就万事大吉了,没有遵从医嘱定期复查。不复查就不会发现肿瘤的复发迹象,等出现了症状再做检查,可能已经是晚期了,从而耽误了治疗的最佳时机。

还有一部分胃癌患者认为复查项目繁多、费用较高,没有完全按照医嘱进行相应的检查项目,这也是一种误区。每一种检验或检查项目,都有其优点及局限性,仅凭单一的检验或检查结果不可能反映疾病的整体状态,只有多种检查联合、相互补充才能更好地评估疾病,从而制定最佳的治疗方案。

医生提示

胃癌患者术后要遵医嘱按时复查,并在出现不适症状后及时就诊。通过规律性复查、随访,可以早期发现术后并发症或复发、转移病灶,早期接受治疗。

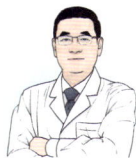

在复查过程中,要遵照医嘱做相应的检查项目,并通过与医生的交流更好地了解自己的病情现状,及时调整治疗方案,从而增强治疗肿瘤的信心。